kosmos

Fischer/Haller
Kosmetik aus
dem Garten

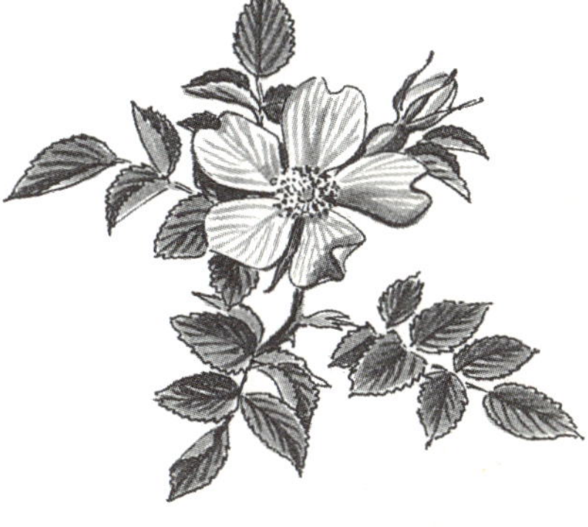

Meike Fischer
Svenja Haller

Kosmetik aus dem Garten

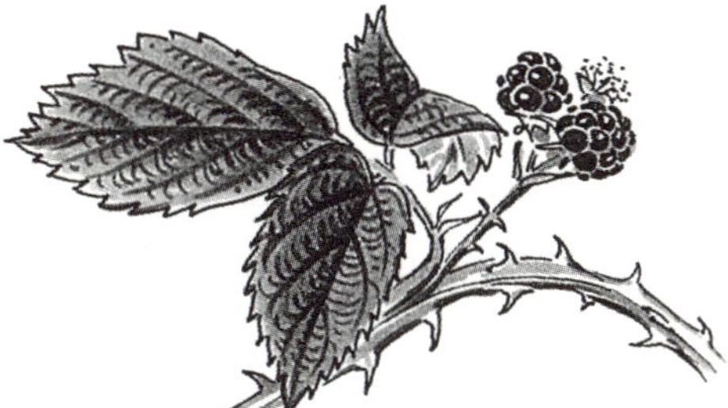

Franckh-Kosmos

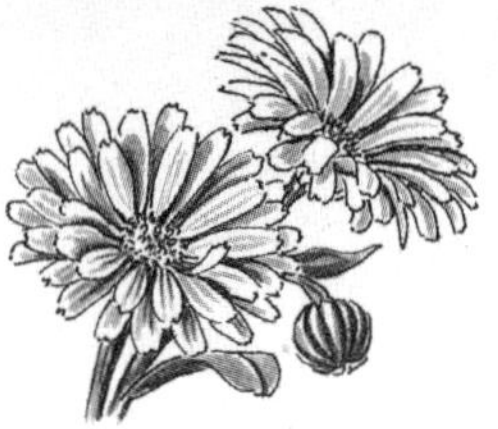

— Impressum

Mit 16 Farbfotos von M. Haberer, Raidwangen: 38 u.; Dr. B. P. Kremer, Wachtberg-Pech: 17 o., 18 o. r.; Reinhard-Tierfoto, Heiligkreuzsteinach-Eiterbach: 17 u., 36 u., 37 beide, 38 o. l., 56; Bildarchiv Sammer, Neuenkirchen: 35, 36 o., 55 beide; Dr. P. Schönfelder, Pentling: 18 o. l., 18 u., 38 u.

Mit 21 Zeichnungen von Reinhild Hofmann, München (17).

Die Zeichnungen auf den Seiten 9 und 40 r. sind dem Buch »Die Gartenapotheke« von Dr. Paul Seitz, auf den Seiten 26 und 40 l. dem Buch »Pflanzen selbst vermehren« von Helmut Jantra entnommen; beide erschienen in der Franckh-Kosmos Verlags-GmbH, Stuttgart.

Vignetten von Marianne Golte-Bechtle, Stuttgart.

Umschlaggestaltung von Atelier Reichert, Stuttgart unter Verwendung von 4 Farbfotos von A. Schatter, Stuttgart (großes Bild Vorderseite); E. Morell, Dreieich (kleines Bild oben, Vorderseite); Bildarchiv Sammer, Neuenkirchen (kleines Bild unten, Vorderseite; Rückseite).

ISBN 3-440-06615-0
Lektorat: Andrea Schenk
Herstellerin: Kirsten Raue
Printed in Germany/Imprimé en Allemagne
Satz: G. Müller, Heilbronn
Herstellung: Huber KG, Dießen

Die Deutsche Bibliothek –
CIP-Einheitsaufnahme

Fischer, Meike:
Kosmetik aus dem Garten : [mit vielen bewährten Rezepten] / Meike Fischer ; Svenja Haller. [Mit Farbfotos von M. Haberer ...]. – Stuttgart : Franckh-Kosmos, 1993
ISBN 3-440-06615-0
NE: Haller, Svenja:

In diesem Buch werden für die kosmetische Anwendung Rezepturen auf der Basis von Pflanzenextrakten und natürlichen Hilfsstoffen beschrieben. Die verschiedenen Inhaltsstoffe der Pflanzen können neben ihrer erwünschten Wirkung, bei empfindlichen Personen, auch unerwünschte, stärkere Hautreizungen hervorrufen. Von einigen Pflanzen ist bekannt, daß sie allergische Reaktionen auslösen können. Jeder Anwender sollte die Hinweise bei den Rezepturen sorgfältig beachten, bei der Anwendung auf individuelle Hautverträglichkeit achten und nicht überdosieren.

Alle Angaben in diesem Buch sind sorgfältig geprüft. Eine Gewähr kann jedoch nicht übernommen werden. Zum Beispiel ist jeder Anwender gehalten, Sicherungsmaßnahmen zu treffen, die Anwendungsvorschriften für Pflanzenbehandlungs- und Pflanzenschutzmittel sorgfältig einzuhalten sowie die gesetzlichen Bestimmungen wie Naturschutzgesetze, Artenschutzverordnungen und regionale Schutzbestimmungen in ihrer jeweils gültigen Fassung zu beachten.

Inhalt

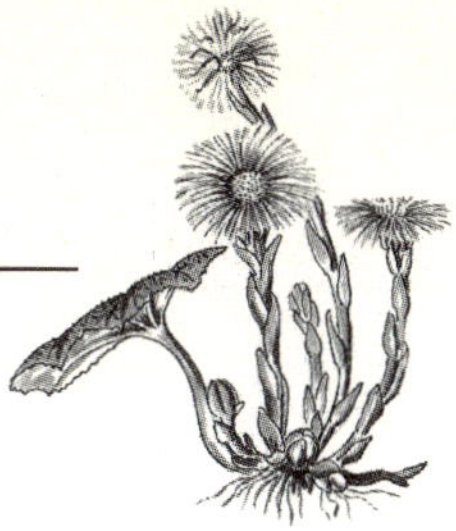

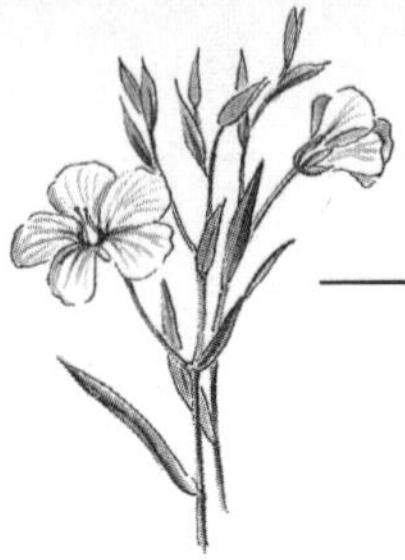

Inhalt

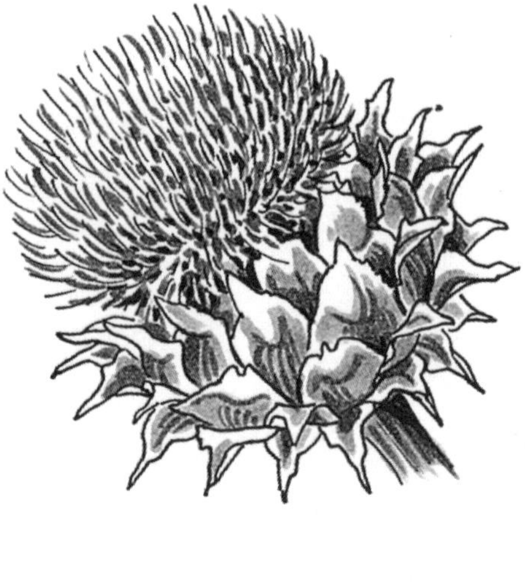

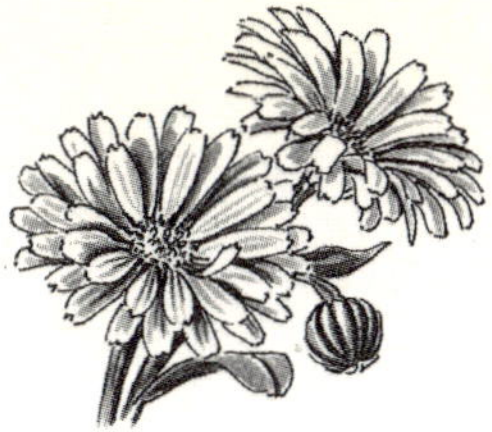

Ein paar Gedanken vorweg

Pflanzen sind schon recht eigenartige Geschöpfe. Vom winzigen Einzeller bis zum riesigen Mammutbaum sind sie in unserer Umwelt überall um uns und dazu auch noch mit erstaunlicher Formenfülle zu finden. Pflanzen waren eigentlich schon lange vor uns da. Längst baut ihr vielgestaltiges Grün nicht mehr nur die natürlichen Lebensgemeinschaften auf, sondern erfüllt auch die Lebensräume, die erst der wirtschaftende, gestaltende Mensch geschaffen hat. Ihre wohltuende Spur zieht sich von den Äckern und Feldfluren über die Gärten bis auf Terrasse, Balkon und Fensterbank.

Unersetzliche Naturstoffe

Pflanzen sind aber weit mehr als überwiegend grüne und zumindest zeitweilig auch sehr bunte Dekorationsstücke unserer täglichen Umgebung. Ihre einzigartige Bedeutung kann man schlagwortartig in einem einzigen Satz zusammenfassen: Nur mit Hilfe der grünen Pflanzen können Sonnenstrahlen eingefangen und in Fleisch umgewandelt werden. Pflanzen sind die einzigen Lebewesen, die die Energie des eingestrahlten Sonnenlichtes chemisch binden, aus Bestandteilen der Luft und des Bodens wertvolle Stoffe aufbauen und diese allem übrigen Leben auf der Erde zugänglich machen.
Pflanzen liefern uns also direkt oder indirekt unsere Nahrung. Beim knackig frischen Salat, beim phantasievoll zubereiteten Gemüse und beim sprichwörtlichen täglichen Brot ist der Weg von der pflanzlichen Stoffproduktion bis zur Direktverwendung in der Alltagspraxis überschaubar kurz. Auch wenn wir das Holz unserer Möbel, die Faserstoffe in den Textilien oder auch nur diese Buchseite betrachten, stehen uns von Pflanzen hergestellte und letztlich nur von ihnen zu gewinnende Materialien vor Augen. Mit Pflanzen erlebt man also sein grünes Wunder. Sie sind die wichtigste Rohstoffbasis der Welt.
Nun liefern uns die Pflanzen aber gewiß nicht nur wertvolle Biomasse, die man essen oder technisch nutzen kann. Außer den Stoffen, die unser Körper als Nahrung erhält, anschließend zerlegt und für die eigenen Wachstums- oder Erhaltungsvorgänge nutzt, führen die Pflanzen in Blättern und Blüten, Wurzeln oder Früchten fast immer auch eine Menge zusätzlicher Inhaltsstoffe, die eigenartigerweise ganz gezielt in körperliche Prozesse eingreifen können. Es ist schon irgendwie seltsam, immer wieder feststellen zu müssen, daß pflanzliche Inhaltsstoffe Abläufe und Vorgänge beeinflussen, die so in Pflan-

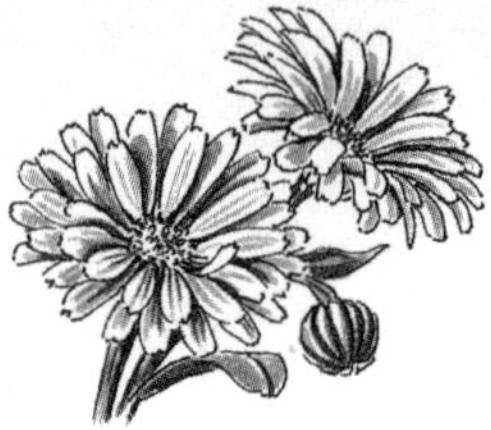

zen gar nicht vorkommen. Diese Wirkmöglichkeiten bedeuten zugleich Glück und Gefahr. Gefahr deswegen, weil einige pflanzliche Wirkstoffe biologisch so aktiv sind, daß sie bestimmte Körperfunktionen schädigen oder sogar völlig lähmen können – man nennt sie üblicherweise Gifte. Ein besonderer Glücksfall sind sie aber vor allem deswegen, weil sie Fehlleistungen des Organismus korrigieren oder ausgleichen, Abwehrprozesse in Gang setzen oder stärken und ganz normale körperliche Funktionen wirksam unterstützen können. Pflanzenstoffe helfen und heilen. Pflanzen sind gleichsam der Arzneischrank der Natur. »Alle Wiesen und Hügel, alle Berge und Matten sind die große Apotheke der Welt«, schrieb der Arzt und Naturforscher PARACELSUS schon um 1520.

Vielfalt der Funktionen

Es ist bestimmt kein Zufall, daß viele Pflanzenarten gleichzeitig mehrere Aufgaben erfüllen. Nehmen wir beispielsweise die Gewürzpflanzen. Aromatische, würzige Kräuter lassen uns buchstäblich das Wasser im Munde zusammenrinnen. Mit ihren vorzüglichen geschmacklichen Qualitäten fördern sie die Sekretion von Verdauungssäften und beeinflussen damit direkt den besseren Aufschluß der Nahrung. Kräuterwürze kommt somit der Geschmacksempfindung und besseren Nahrungsverwertung, letztlich also der Gesundheit zugute. Würzkräuter sind allemal mehr als eine geschmackliche Zutat zu fader Kost oder ausgeklügelten Menüs – sie profilieren sich häufig genug auch als Heilpflanzen und haben ihren festen Platz im Gewürzbord ebenso wie im Arzneischrank. Die Grenze zwischen reiner Würz- und erwiesener Heilwirkung ist kaum einmal ganz exakt abzustecken.

Pflanzliche Wohltaten – Naturheilkunde und Kräuterkosmetik

Das eröffnet vielen Pflanzen ein interessantes weiteres Wirk- und Einsatzgebiet. Die wertvollen Inhaltsstoffe bestimmter Heil- und Aromapflanzen entfalten ihre segensreichen Wirkungen nachweislich nicht ausschließlich in den inneren Organen des Körpers. Sie wirken mindestens ebenso nachhaltig und zielgenau auch äußerlich und beeinflussen auf diesem Wege ganz unmittelbar auch Haut und Haar – unsere besonders feinfühlige Fassade, mit der wir ständig Kontakte in unserer Umgebung aufnehmen und dabei möglichst Frische, Charme und Schönheit ausdrücken möchten. Gesundheit und Schönheit gehören also nicht nur als Schlagwörter, sondern auch inhaltlich und von den natürlichen Wirkmechanismen her sehr eng zusammen. Heilende und erhaltende Pflege von Haut und Haaren war überhaupt der Ursprung der Kosmetik. Naturheilkunde und Kräuterkosmetik ergänzen sich da-

her gegenseitig – in den mehr traditionellen Formen der Heilkräuteranwendung ebenso wie in Gestalt moderner Aromatherapien und spezieller pflanzlicher Zubereitungen.
Pflanzen sind wahrhaftig allseitige Helfer des Menschen. Sie spenden uns wohltuende Düfte, pflegende Öle, sanft heilende Substanzen und allerhand weitere natürliche Kräfte. Obwohl sie ganz erstaunliche Wirkungen entfalten, sind sie jedoch keine Wundermittel. Auf keinen Fall können sie eine gesunde Ernährung und vernünftige Lebensweise mit ausreichender Bewegung und weitgehendem Verzicht auf bestimmte Konsumgifte wie Nikotin und Alkohol ersetzen. Naturkosmetik aus dem eigenen Garten leistet immer dann die besten Dienste, wenn auch das übrige gesundheitliche Umfeld stimmt.

Pfefferminze (*Mentha* x *piperita*).

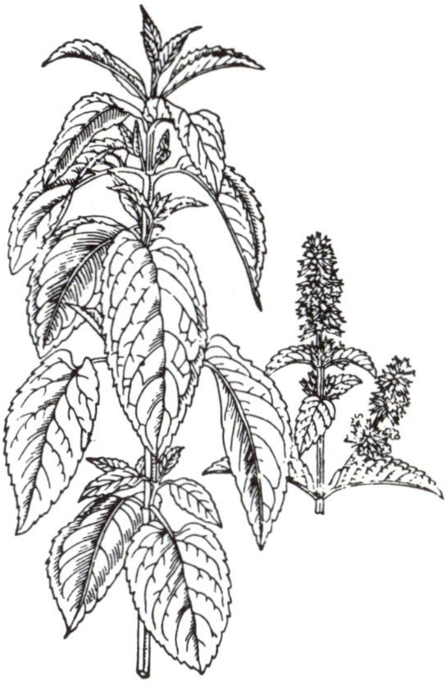

Grüne Freude – nützliche Vielfalt

Nützliche Pflanzen für Teint und Schönheit, welche die Natur für uns bereithält, kann man natürlich draußen sammeln oder gegebenenfalls auch in Fachgeschäften kaufen, doch gehört zur rechten Freude am Umgang mit den pflegenden, verschönernden, duftenden und oft auch noch heilenden Kräutern eigentlich etwas mehr als nur der Griff zur Fertigpackung im Regal des Supermarktes. Das Erlebnis Pflanzenwelt sollte sich daher nicht nur auf Einsatz und Verwendung besonders wertvoller Arten beschränken, denn die wahren Pflanzen- und Kräuterfreuden beginnen nämlich erst so richtig mit dem eigenen Anbau ausgesuchter Arten. Besonders nützliche Arten für die Kräuterkosmetik

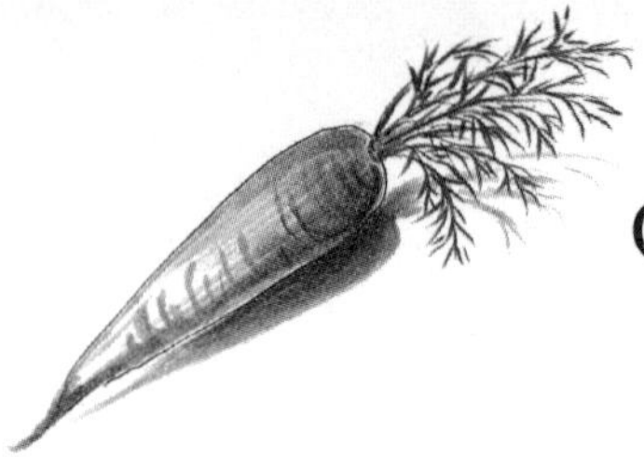

oder Naturheilkunde selbst auszusäen, sie wenig später wachsen und gedeihen zu sehen, sie schließlich zu ernten und für die Verwendung vorzubereiten, erfordert eine Menge praktischer Handgriffe und verantwortlichen Umgang mit der lebenden Natur, führt uns auf der anderen Seite aber auch weit weg von allem unkontrollierten Konsum folienverpackter Fertigwaren, deren Herkunft und Entstehung wir nicht einmal in Ansätzen nachvollziehen können. Je näher wir uns mit den Geschen-

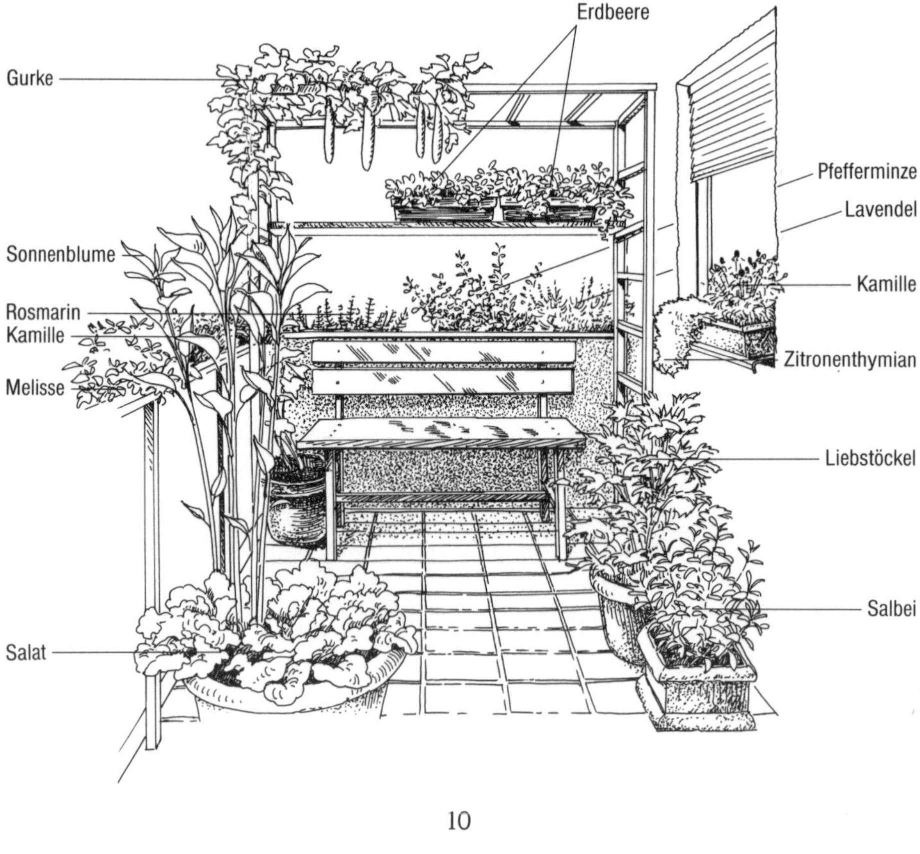

Gestaltung eines »Kosmetikbalkons«.

Grüne Freude

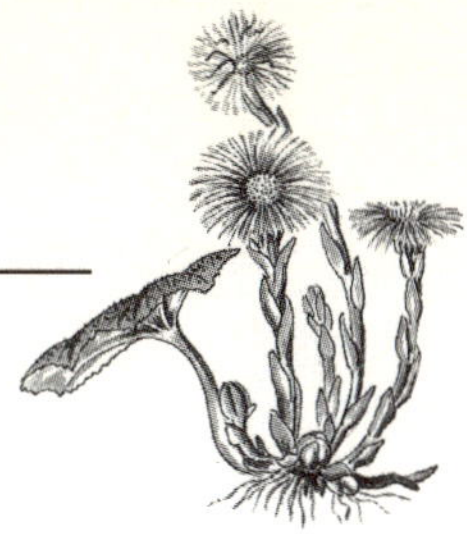

ken des Gartens beschäftigen, um so mehr werden wir natürliche Lebensweise wertschätzen und den Schutz unserer naturgegebenen Lebensgrundlagen beachten. Das grüne Gartenparadies gleich vor der Haustür gewinnt auf diese Weise eine zusätzliche, vielleicht sogar völlig neue Aufgabe. Während die Versorgung mit Beerenobst, Gemüsepflanzen, Würzkräutern und schmukken Blumen sozusagen zum Standardprogramm der meisten Nutzgärten gehört, sind bisher die wenigsten Gartenanlagen auch gleichzeitig eine lebendige »Schönheitsfarm«, in der Pflanzen für den überwiegenden oder ausschließlichen kosmetischen Gebrauch gedeihen.

Wenn kein Garten zur Verfügung steht, muß man nicht verzagen. Auch mitten in der Großstadt kann man erfolgreich gärtnern, denn eine gut funktionierende Kultur zumindest einiger Kosmetikpflanzen kann man auch ohne weiteres in Schalen, Töpfen oder Kübeln auf Treppen, in Innenhöfen, auf der Terrasse oder auf dem Dachgarten betreiben – wo immer genügend Sonne die grünen Schützlinge erreichen kann. So macht das Arbeiten mit Pflanzen eben doppelt Spaß: Bevor die geschätzten Pflanzen oder ihre Teile irgendwann den Weg in das eigentliche Kosmetikstudio antreten, haben sie im Beet oder in der Pflanzschale mit ihren besonderen Düften, bunten Farben und manchmal sehr abenteuerlichen Gestalten schon vielfach die Sinne erfreut. Ein artenreich bestückter Nutzgarten, in dem unter anderem auch empfehlenswerte oder erwiesenermaßen wirksame Pflanzen für Teint und Schönheit gedeihen, ist ein Abbild natürlicher Reichhaltigkeit und sicherlich auch ein kleines Paradies, das uns eine Menge interessanter Erfahrungen ermöglicht, auf jeden Fall hübsch anzusehen ist und somit in jeder Hinsicht Gewinn bringt.

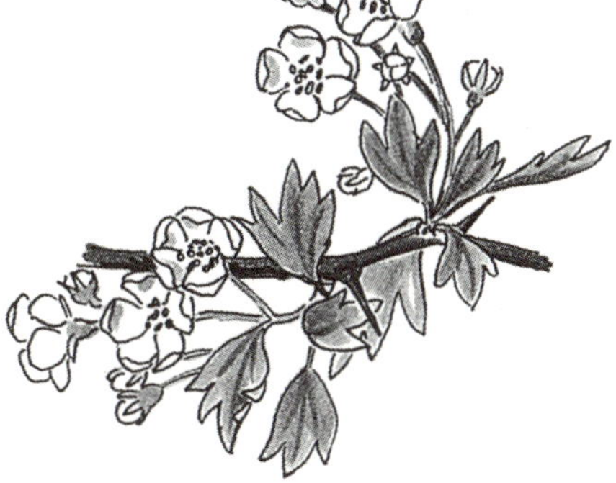

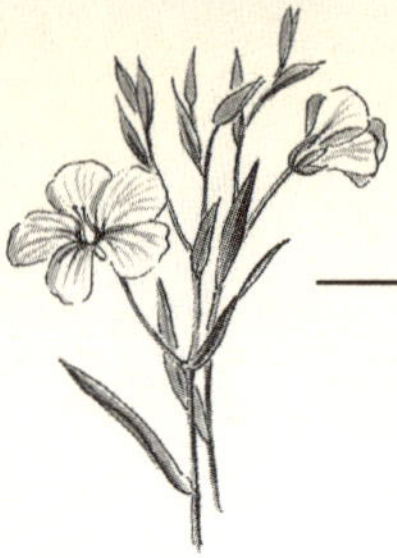

Artenauswahl

Die im Rezeptteil dieses Buches benannten und für verschiedene kosmetische Einsatzgebiete ausdrücklich empfohlenen Pflanzenarten lassen sich im wesentlichen drei verschiedenen Artengruppen zuordnen: Unsere gesuchten Wirkstofflieferanten sind mehrheitlich verschiedene Gartenpflanzen, dazu aber etliche anbaufähige Wildpflanzen und einige wenige Gehölzarten.

Klassiker aus dem Nutzgarten

Alant, Echter	*Inula helenium*
Artischocke	*Cynara scolymus*
Basilikum	*Ocimum basilicum*
Bohne, Garten-	*Phaseolus vulgaris* u. a.
Brunnenkresse	*Nasturtium officinale*
Eibisch, Echter	*Althaea officinalis*
Erdbeere	*Fragaria vesca*
Fenchel	*Foeniculum vulgare*
Gurke	*Cucumis sativus*
Kartoffel	*Solanum tuberosum*
Kopfsalat	*Lactuca sativa*
Lavendel	*Lavandula angustifolia*
Lein	*Linum usitatissimum*
Liebstöckel	*Levisticum officinale*
Melisse	*Melissa officinalis*
Minze, Pfeffer-	*Mentha* x *piperita*
Mohrrübe, Karotte	*Daucus carota*
Petersilie	*Petroselinum crispum*
Rhabarber	*Rheum rhabarbarum*
Ringelblume	*Calendula officinalis*
Rosmarin	*Rosmarinus officinalis*
Salbei	*Salvia officinalis*
Stiefmütterchen	*Viola wittrockiana*
Thymian	*Thymus vulgaris*
Zwiebel, Küchen-	*Allium cepa*

Gartenpflanzen

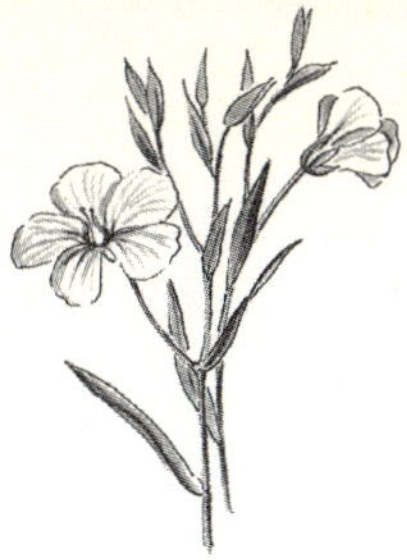

Gartenpflanzen

Der größere Teil der segensreichen Pflanzen sind ein- oder mehrjährige Arten, die als Gemüsepflanzen, Gewürzkräuter oder Blumenschmuck beinahe zum Standardsortiment eines häuslichen Nutzgartens gehören und zum Teil eine mindestens nach Jahrhunderten zählende Verwendungsgeschichte aufweisen. Während man ihren Nährwert, ihre würzenden oder duftenden Inhaltsstoffe oder schmucken Farben oft schon von alters her schätzt, hat man ihre besonderen kosmetischen Wirkungen oft erst in jüngerer Zeit entdeckt, soweit sich dahinter nicht die klassischen Einsatzgebiete altbekannter Heil- oder Medizinpflanzen verbergen.
Artischocke, Bohne, Gurke, Kartoffel, Kopfsalat, Mohrrübe, Rhabarber oder Zwiebel gehören in jedem normalen Nutzgarten seit langem zum bewährten Inventar der Gemüsebeete. Ihre Karriere beschränkt sich aber nun durchaus nicht nur auf die Küche und Kulinarisches (womit sie uns gleichsam von innen erfreuen), sondern entfalten eben auch äußerlich allerhand wohltätige Wirkungen für Haut und Haar (siehe Rezepte ab Seite 49).
Ein weiterer Name in dieser Artengruppe, der Lein, ist zwar keine ausgesprochene Gartenpflanze, aber doch immerhin traditionsreiche Kulturpflanze. Basilikum, Fenchel, Lavendel, Liebstöckel, Melisse, Minze, Rosmarin, Thymian und etliche weitere Gewürzpflanzen aus der Reihe der Klassiker lassen schon bei der bloßen Aufzählung das Wasser im Munde zusammenlaufen. Sie sind bekannte und beliebte Duft- bzw. Aromalieferanten, die zur raffinierten Kräuterküche nicht nur verführerische Geschmacksstoffe beisteuern, sondern schon in den alten Kloster- und Bauerngärten gleichzeitig auch als verläßliche Heilpflanzen im Einsatz waren. Alant ist eine besonders bewährte Heil- und Aromapflanze, die eigenartigerweise und sehr zu Unrecht in Vergessenheit geraten ist – man findet sie in heutigen Nutzgärten nur noch sehr selten.
Eibisch und Malve, Ringelblume und Stiefmütterchen fanden wohl in erster Linie ihren Zugang zum Nutzgarten als schmückendes, zierendes Beiwerk der Beete und Rabatten, bis man irgendwann einmal entdeckte, daß sie nicht nur elegant und attraktiv aussehen, sondern auch noch äußerst nützlich sein können. In den seltensten Fällen haben die Gartenpflanzen nur ein einziges Aufgaben- und Einsatzgebiet. Vielfältiger Nutzen kennzeichnet das Gesamtsortiment.

Wildpflanzen

Die erfolgreichen, ertragssicheren und auf besondere Üppigkeit gezüchteten Gartenpflanzen waren noch vor wenigen Jahrhunderten oder Jahrtausenden Wildpflanzen, die dem Menschen bei irgendeiner Gelegenheit wegen besonderer Eigenschaften auffielen und die er dann in seine gärtnerische

Artenauswahl

Hopfen (*Humulus lupulus*).

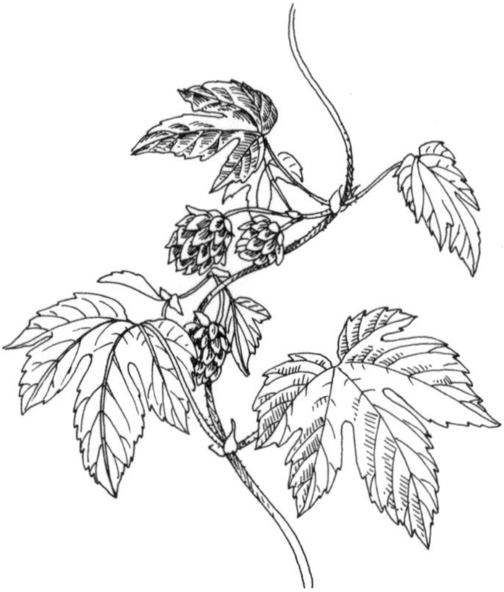

Obhut nahm. Auch heute gibt es in der freien Natur noch eine Menge nützlicher Wildpflanzenarten, die entweder nur zeitweilig den Weg in unsere Gärten fanden oder in den Feldfluren (immer noch) so zuverlässig häufig vorkommen, daß sich ihr gezielter Anbau im Garten nicht lohnt. Einige Arten wie Brennessel, Huflattich oder Löwenzahn und erst recht Quecke oder Schachtelhalm sind im Garten nicht einmal besonders gerne gesehen. Für solche Wildpflanzen prägte man in der Vergangenheit die wenig schmeichelhafte Bezeichnung Unkraut, obwohl die erstaunlichen, auch heute nach wie vor empfehlenswerten Verwendungsmöglichkeiten dieser Pflanzen vor allem als Wildgemüse zum Teil schon sehr lange bekannt sind.

Wildpflanzen im Garten und anderswo

Arnika	*Arnica montana*
Beinwell	*Symphytum officinale*
Brennessel	*Urtica dioica*
Hopfen	*Humulus lupulus*
Huflattich	*Tussilago farfara*
Johanniskraut	*Hypericum perforatum*
Kamille	*Matricaria chamomilla*
Klette, Große	*Arctium lappa*
Kornblume	*Centaurea cyanus*
Löwenzahn	*Taraxacum officinale*
Malve, Weg-	*Malva sylvestris*
Quecke, Hunds-	*Agropyron repens*
Schachtelhalm, Acker-	*Equisetum arvense*
Schafgarbe, Gemeine	*Achillea millefolium*
Wegerich, Spitz-	*Plantago lanceolata*

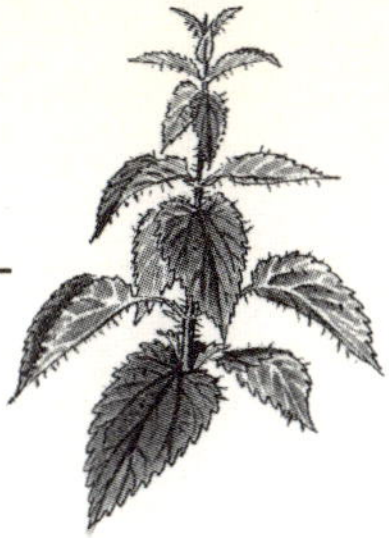

Wildpflanzen

Die meisten dieser Wildarten braucht man schon allein deswegen nicht im Garten anzubauen, weil es sie in genügender Menge in der freien Kulturlandschaft gibt. Huflattich und Löwenzahn sind ebenso wie Echtes Johanniskraut, Gemeine Schafgarbe, Weißklee und Faden-Ehrenpreis weithin verbreitete Arten. Solche Pflanzenarten sind durchaus sichere und empfehlenswerte Kandidaten für die Ernte am Wegesrand. Gartentauglich sind sie letztlich aber dennoch. Johanniskraut und Schafgarbe sehen mit ihren blumigen Blütenständen sehr einladend und belebend aus. Für eine besonders bunte Kräuterecke sind sie eine gute Empfehlung.
In einigen Fällen lohnt es sich auch aus ganz anderen Erwägungen auf jeden Fall, den Pflanzen einen besonderen

Auch im Gewächshaus können Kräuter angezogen werden.

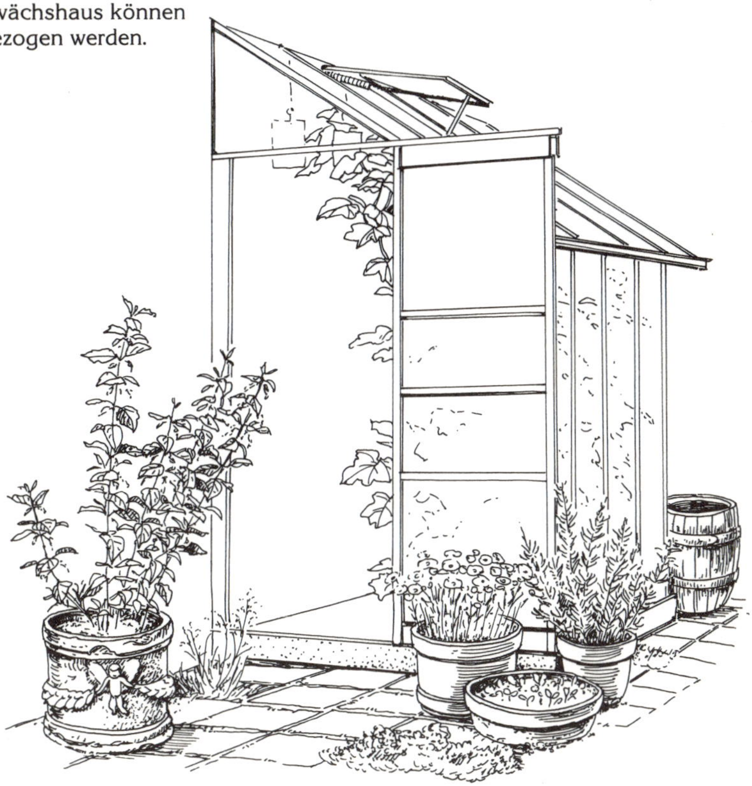

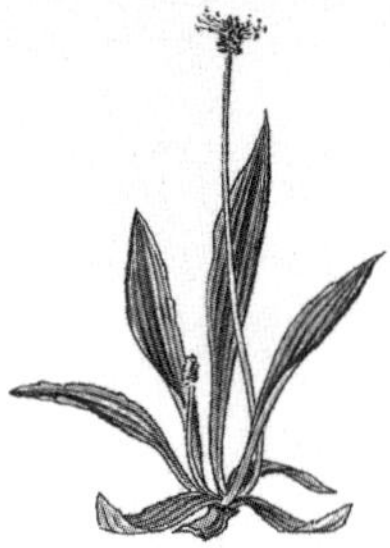

Artenauswahl

Platz im Garten anzubieten: So sind beispielsweise Beinwell und Große Klette ganz fraglos ungemein attraktive und meist nur einzeln vorkommende Stauden, die wir draußen aus Gründen des Arten- und Naturschutzes nicht einfach entnehmen. Die moderne Kulturlandschaft ist nämlich stellenweise schon so arm an auffälligeren, interessanten Wildpflanzen, daß wir durch unsere Ernte zusätzlich ausräumen und unnötig zum Artenschwund beitragen würden. Solcher Druck auf die natürlichen oder kulturlandschaftlichen Lebensgemeinschaften ist sicher nicht gerechtfertigt. Auch bei den März-Veilchen bedienen wir uns bitte nicht am Wildstandort in der Landschaft. Sie sind gleichsam die Charakterpflanzen alter Obststreuwiesen und damit sicherlich besonders schutzwürdige Dokumente der traditionellen Kulturlandschaft, die wir allemal respektieren. Man kann sie ebensogut auch zu Hause im eigenen Garten ziehen. Ähnliches gilt auch für die Kornblume: Sie ist schon fast ein pflanzliches Denkmal der noch vor wenigen Jahrzehnten so unglaublich bunten, heute dagegen völlig monotonen Getreideäcker. Wo sie noch vorkommt, freuen wir uns an ihrer satten Farbe und besorgen lieber ein wenig Saatgut für die Vermehrung in der Obhut des eigenen Gartens.

Ein besonderes Wort verdient selbstverständlich die schmucke Arnika. Sie ist in die Auflistung aufgenommen, wird aber im Rezeptteil überhaupt nicht empfohlen. Arnika hat zwar in der Volksheilkunde immer noch einen ausgezeichneten Ruf und wird hier und da auch noch für kosmetische Rezepturen eingesetzt, doch möchten wir hier vom Gebrauch dieser Pflanze ausdrücklich abraten. Erstens hat es sich gezeigt, daß ihre spezifischen Inhaltsstoffe auch bei zurückhaltendem Gebrauch sehr ernsthafte gesundheitliche Schäden hervorrufen können, und zweitens gehört sie zu den verbotenen Arten, weil sie in der Natur vom Aussterben bedroht ist und daher den strengen Bestimmungen der Bundesartenschutzverordnung unterliegt.

Gehölze

Beim Begriff Heil- oder Medizinalpflanze denkt man fast unwillkürlich nur an grüne, saftige, eventuell auch noch üppig blühende und manchmal sehr würzige Kräuter. Tatsächlich führen aber auch sehr viele Holzpflanzen, von den Zwergsträuchern bis zu den hochkronigen Bäumen, eine Menge biologisch aktiver Inhaltsstoffe, die sich medizinisch und daher auch im weitesten Sinne kosmetisch nutzen lassen.

Seite 17:
Oben: Ein artenreicher Kräutergarten bietet nicht nur für die Kosmetikküche viele Möglichkeiten, sondern ist auch für das Auge eine wahre Freude.
Unten: Mit Pflanzen aus dem eigenen Garten lassen sich die verschiedensten Sachen zubereiten.

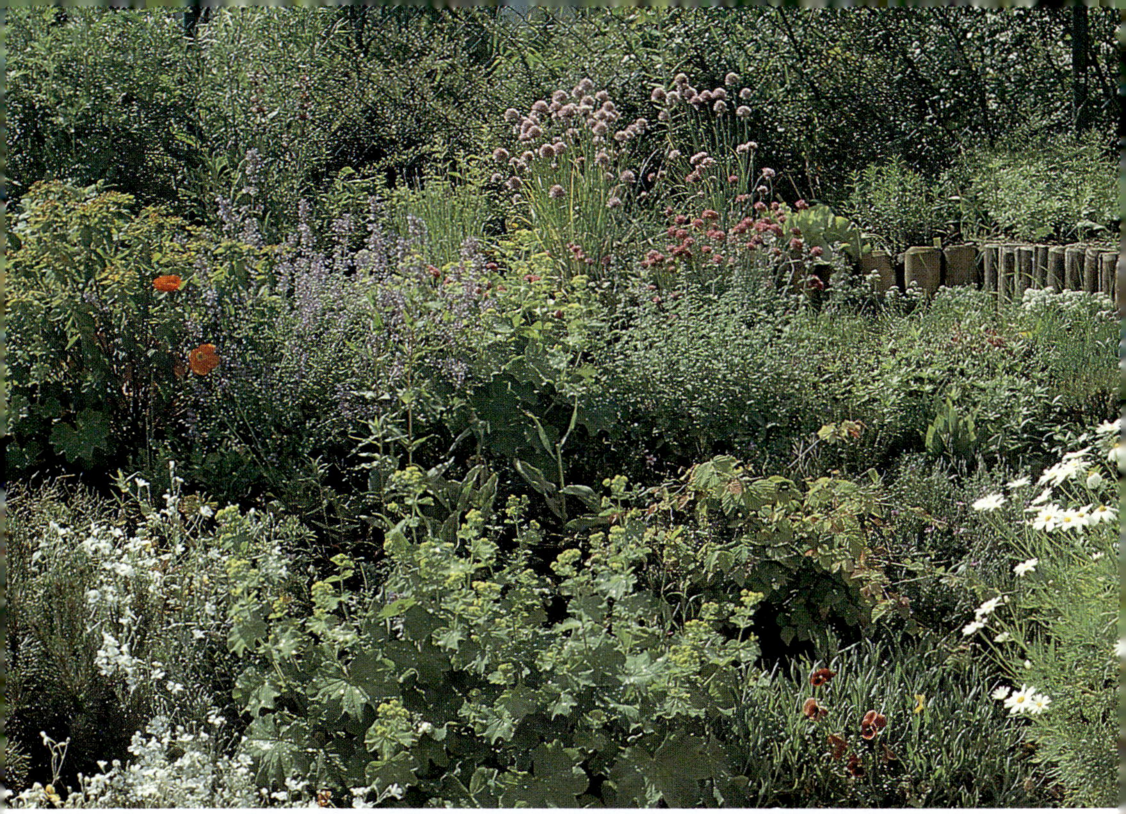

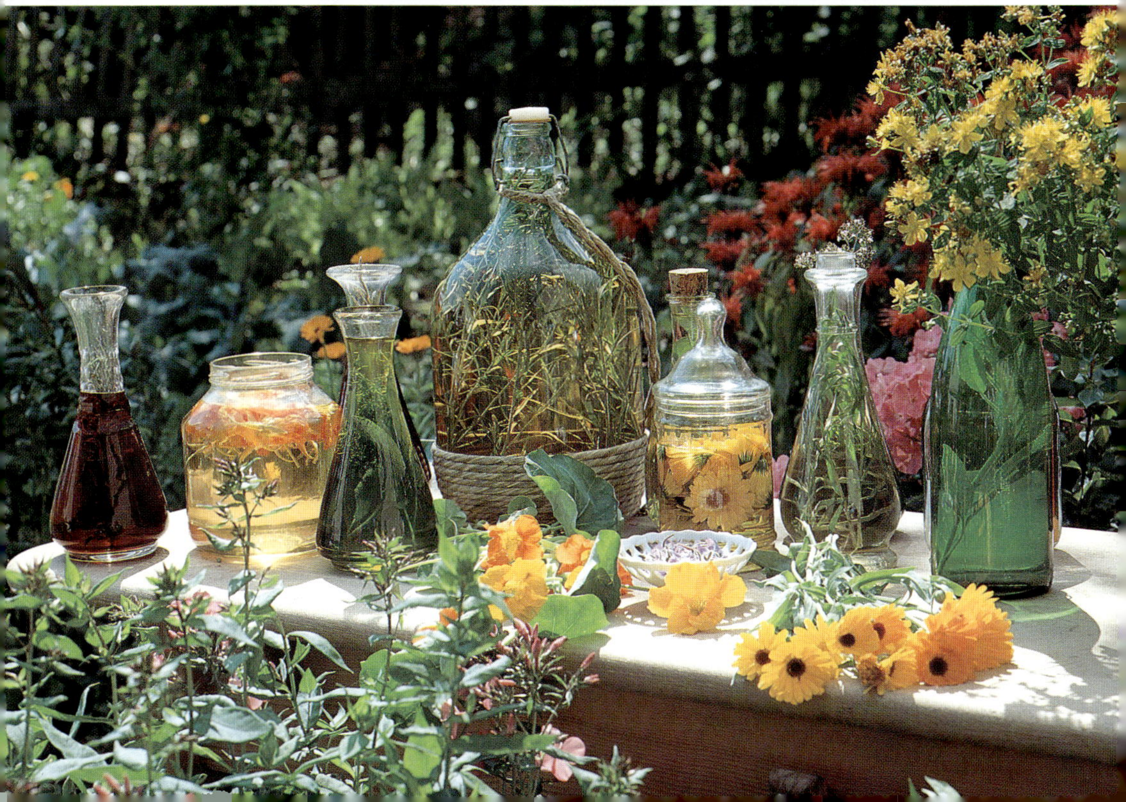

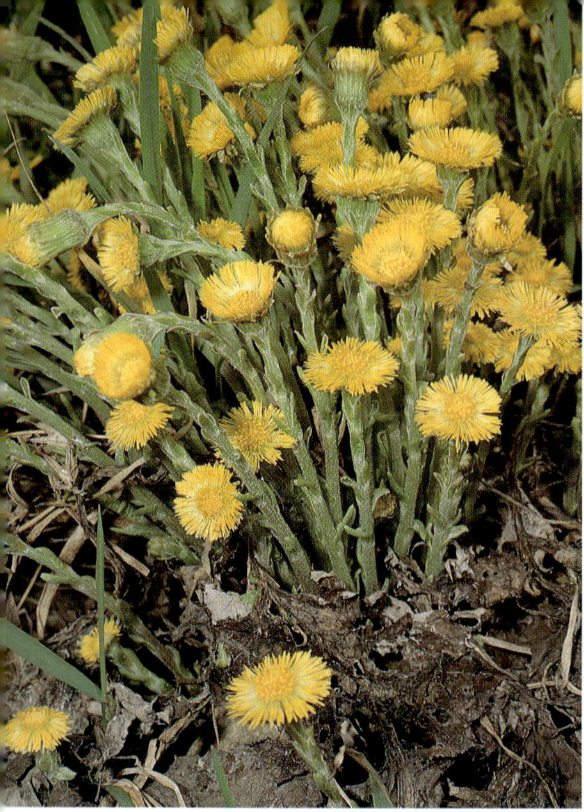
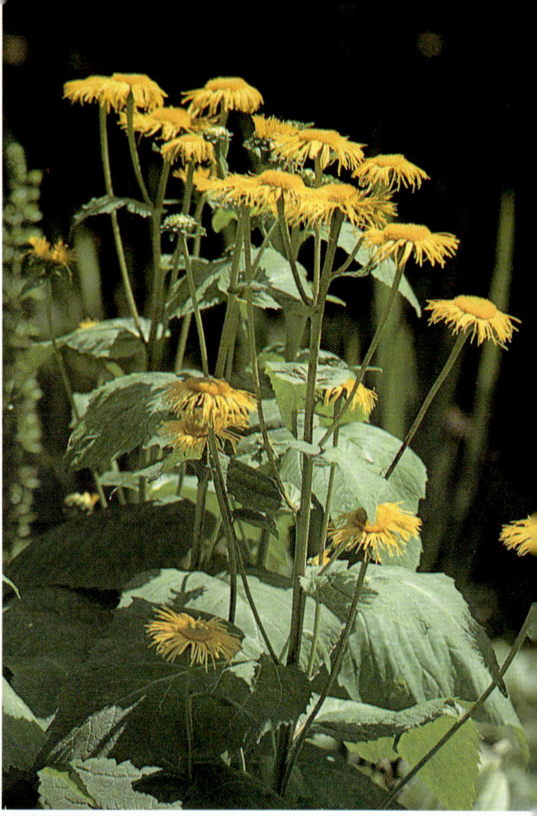
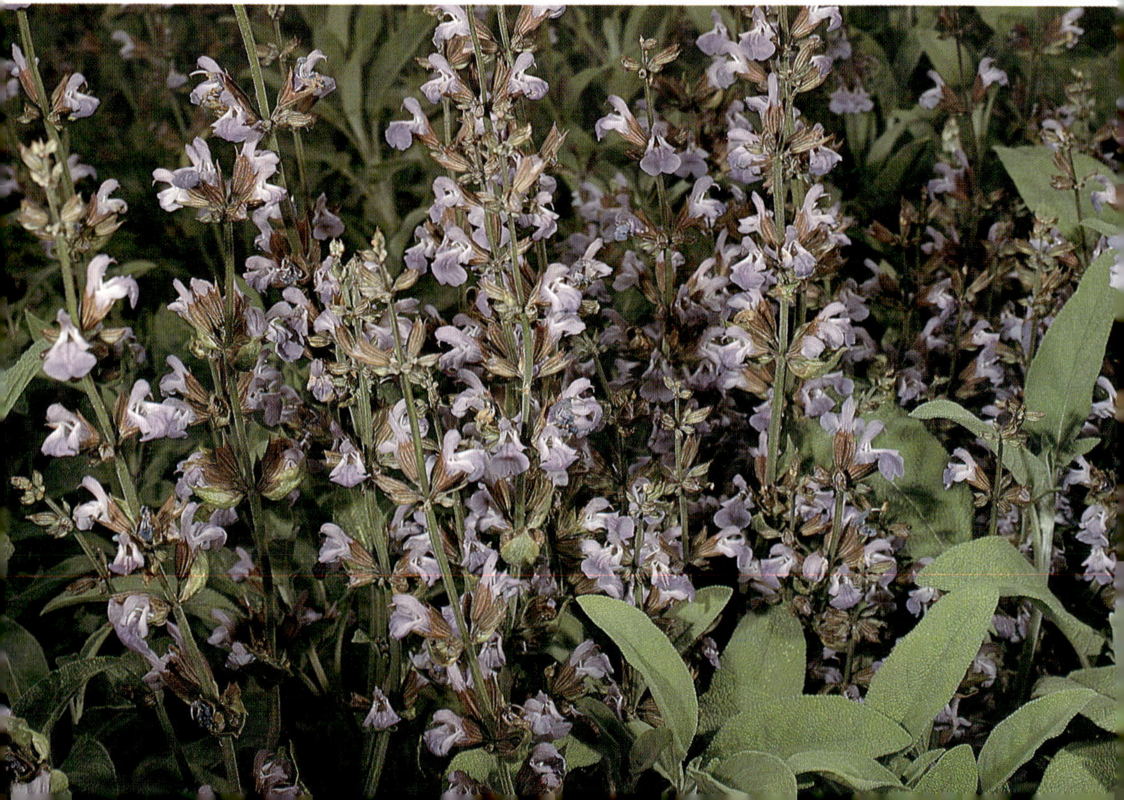

Gehölze

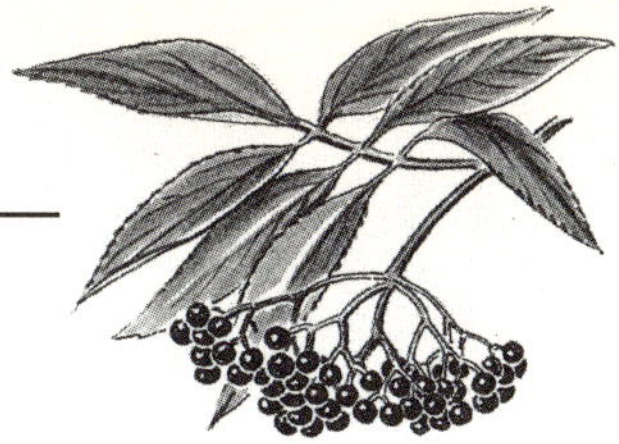

Gehölzpflanzen in Garten und Landschaft

Apfelbaum	*Malus domestica*
Birke	*Betula pendula*
Birnbaum	*Pyrus communis*
Brombeere	*Rubus fruticosus*
Himbeere	*Rubus idaeus*
Holunder, Schwarzer	*Sambucus nigra*
Pfirsich	*Prunus persica*
Rose, Wild- oder Hecken-	*Rosa canina*
Walnuß, Echte	*Juglans regia*
Weißdorn	*Crataegus monogyna*
Zaubernuß, Virginische	*Hamamelis mollis*

Die wenigsten Holzpflanzen dieser Liste sind echte Wildpflanzen. Nicht einmal die so vertraute Roßkastanie ist eine einheimische Baumart – sie wurde erst vor wenigen Jahrhunderten als Ziergehölz aus den Bergwäldern Südosteuropas bei uns eingeführt. Die Zaubernuß hat dagegen in unseren Parkanlagen und größeren Gärten altes Bodenrecht, denn noch vor den Eiszeiten kam sie auch in Mitteleuropa mit mehreren Arten wild vor. Fast alle kosmetisch interessanten Gehölze, ob heimisch, eingebürgert oder eingeführt, sind ausgesprochen schöne und imposante Arten – sie erfreuen mit einer enorm augenfälligen Blütenpracht und sehen im sommerlichen und herbstlichen Fruchtschmuck bestimmt nicht weniger gut aus. Wo hätte man dergleichen einmal bei den gleichförmig ausdruckslosen Zwergkoniferen vieler Hausgärten und Grünanlagen je gesehen? Natürlich wird man nicht jeden Hausgarten mit Nußbäumen, mit hochkronigen Birken oder einer weit ausladenden, schattenspendenden Roßkastanie bestücken können. Dafür reichen die Grundstücksabmessungen im allgemeinen nicht (mehr) aus. Auf der anderen Seite sind jedoch die meisten neuzeitlichen Hausgärten erstaunlich durchsichtig und gehölzarm. Ein paar nützliche und dekorative Strauchgehölze wie Hecken-Rose, Schwarzer Holunder und Weißdorn, dazu der eine oder andere Hochstamm-Obstbaum wären allemal eine überdenkenswerte Alternative zu Lebensbaum, Eibe oder anderen »immerdüsteren« Gestalten.

Seite 18:
Oben links: Der Gemeine Huflattich (*Tussilago farfara*), ein leuchtend gelber Frühblüher.
Oben rechts: In Vergessenheit geraten, der Echte Alant (*Inula helenium*).
Unten: Der Echte Salbei (*Salvia officinalis*), ein vielseitig verwendbares Kraut.

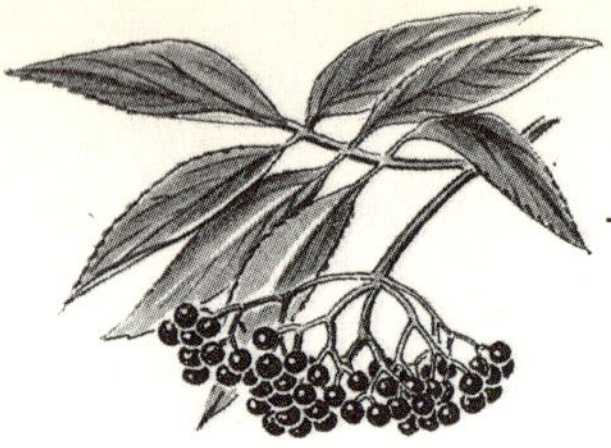

Die kleine Schönheitsfarm

Früher war die Kräuterecke im Garten mit Würz- und Heilpflanzen fast eine Selbstverständlichkeit. Auch ein gehöriges Sortiment Beerenobststräucher und etliche Obstbäume gehörten zum Bild des typischen ländlichen Anwesens. Selbst in der Stadt war in den grünen Winkeln oder Gevierten hinter den Häuserzeilen Raum genug, um Kräuter und Gemüse für den täglichen oder sonstigen Bedarf anzupflanzen. Unter dem Funktionswandel vieler ländlicher und städtischer Gärten zur reinen Erholungseinrichtung mit flächendeckenden Vielfachscherrasen, zur reinen Architekturdekoration mit ein paar protzigen Polyantha-Rosen oder pflegeleichten Sofortlösungen mit Monokulturen von Bodendeckern ist die ursprüngliche Substanz der ausgeprägten vielfältigen Nützlichkeit vorerst verlorengegangen. Sie läßt sich jedoch ohne weiteres wiederbeleben. Der eigene Anbau von Pflanzen für die Kräuterkosmetik bereitet im Vergleich zu sonstigen Hobbys wenig Umstände, ist nicht einmal besonders aufwendig und vor allem auch ohne jahrelange gärtnerische Erfahrung einfach zu bewerkstelligen.

Die eigene Gartenpraxis beginnt naturgemäß mit der Frage, wo die ausgewählten Pflanzen wachsen sollen. Soll damit der eigene Hausgarten aufgewertet und sichtlich angereichert werden, wird man zunächst einmal ein oder zwei Beete für die Neubestückung herrichten. Ist eher an die dekorative Kräuterplantage in Kästen, Töpfen oder Trögen gedacht, beginnt man wohl mit der Zusammenstellung geeigneter Pflanzgefäße, je nach verfügbarem Raum.

Pflanzenstandort

Es gibt nur sehr wenige nützliche Gartenpflanzen, die ein ausgesprochenes Schattendasein führen können. Duftende, heilende, pflegende Kräuter sind überwiegend Sonnenkinder. Aromaklassiker aus der Familie der Doldenblütengewächse (darunter Anis, Fenchel, Kerbel, Mohrrübe, Petersilie) oder die edlen Duftlieferanten der Familie der Lippenblütengewächse (unter anderem Dost, Lavendel, Majoran, Melisse, Rosmarin, Salbei, Thymian und Ysop), die mehrheitlich in der raffinierten Kräuterküche Verwendung finden, sind ja ursprünglich keine mitteleuropäischen Arten, sondern stammen überwiegend aus dem sonnig-warmen Mittelmeerraum, von wo sie Mönche in die ersten Klostergärten nördlich der

Kräuteranzucht auf der Fensterbank.

Pflanzenstandort

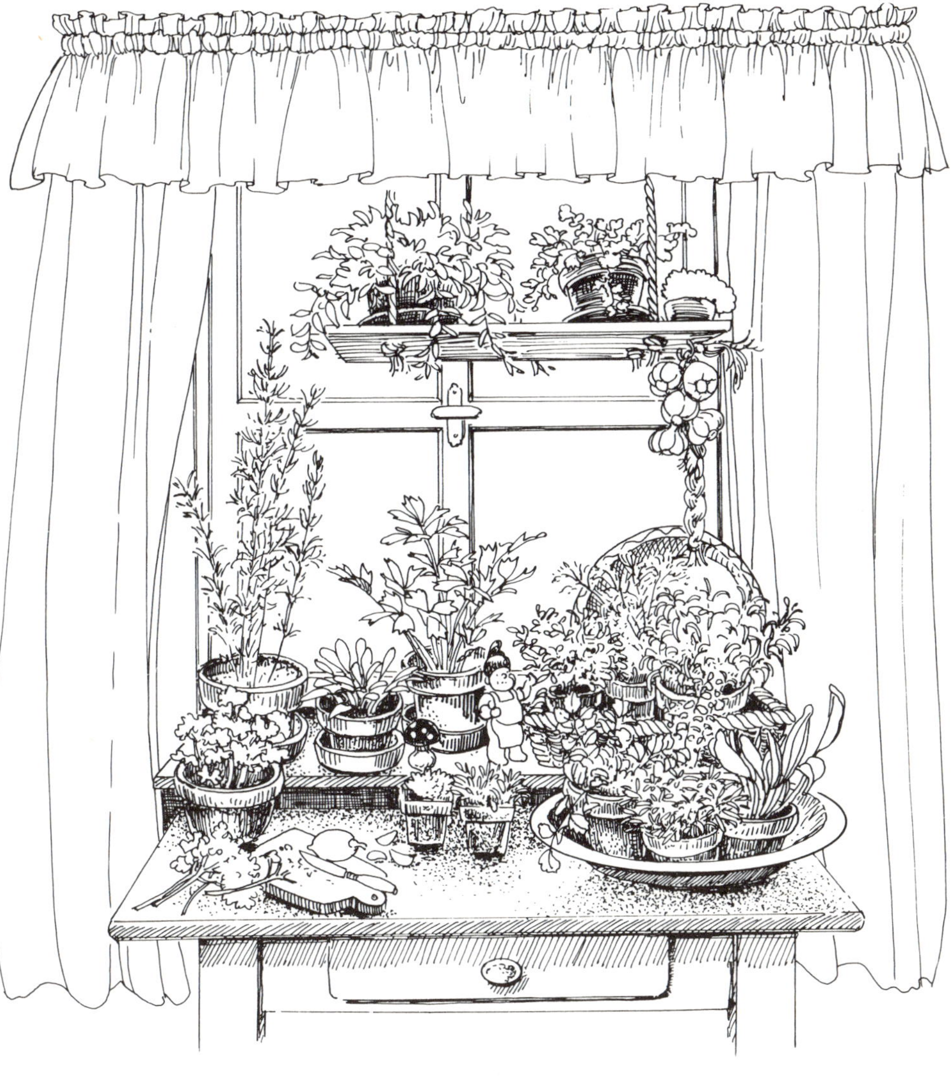

Alpen mitbrachten. Entsprechend müssen wir ihnen schattenfreie, sonnige Wuchsplätze im Garten anbieten – am besten an der Süd- oder Südwestwand des Hauses oder zumindest auf einem Pflanzbeet, das nicht für größere Teile des Tages von hochwüchsigen Gehölzen oder Mauerwerk in den Schatten gestellt wird. Pflanzgefäße werden entsprechend aufgestellt. Dabei ist jedoch zu beachten, daß von der frohwüchsigen Topf- und Pflanzkastenbesatzung wegen der eingeschränkten Wasserversorgung ein wenig mittäglicher Halbschatten besonders dankbar beantwortet wird.

Ein guter Grund für schöne Pflanzen

Pflanzen sind naturgemäß sehr erdverbundene Lebewesen und benötigen daher einen guten, lockeren, mäßig nährstoffhaltigen und ausreichend humusversorgten Boden. Wird ein Nutzgarten an einem Neubau angelegt oder stellt man gar eine Rasenfläche auf bunte Vielfalt um, muß der gewöhnlich dezimetertief verdichtete Boden (im Wortsinne!) sehr gründlich gelockert werden. Schwere Lehmböden, die wegen ihrer Feinkörnigkeit auch ohne Trittbelastung zur Verdichtung und Vernässung neigen, gräbt man mindestens spatentief um und bringt zusätzlich etwas Sand (etwa ein Teil auf fünf Teile Boden) ein, damit er eine körnige Grundstruktur erhält. Humus ist die eigentlich ernährende Beigabe jedes produktiven Bodens. Wo noch kein genügender Humusgehalt (wie im sogenannten Mutterboden) vorhanden ist, empfiehlt sich für die Erstversorgung der Beete das Einarbeiten gut gegarter Komposterde oder Rindenkomposts (beide im Fachhandel sackweise erhältlich). Torf (auch sogenannter Düngetorf), ein vermeintliches und immer noch sehr lautstark angepriesenes Wundermittel für die Bodenverbesserung, ist auch für diesen Zweck völlig ungeeignet.

Für Pflanzgefäße jeglicher Größe verwendet man ein Pflanzsubstrat vergleichbarer Qualität – gute, lockere Gartenerde oder Blumenerde aus der Tüte, soweit diese nicht auf der Basis von Torf zusammengestellt wurde. Besonders zu beachten und für das Gedeihen der Pflanzen geradezu lebenswichtig ist die Verhinderung von Staunässe in den Pflanzgefäßen. Am Gefäßboden muß mindestens eine (etwa pfenniggroße) Abzugsöffnung vorhanden sein, durch die überschüssiges Gieß- oder Niederschlagswasser ungehindert abfließen kann. Außerdem verbessert man die Wuchsbedingungen der grünen Schützlinge im Pflanzcontainer auch dadurch, daß man (vor allem in hochbordigen Gefäßen) zur Verbesserung der Drainage als unterste Schicht eine Lage Kieselsteine oder zerkleinerte Blumentopfscherben einbringt. Nur die Brunnenkresse stellt in dieser Hinsicht eine bemerkenswerte Ausnahme dar, denn sie liebt geradezu nasse Füße.

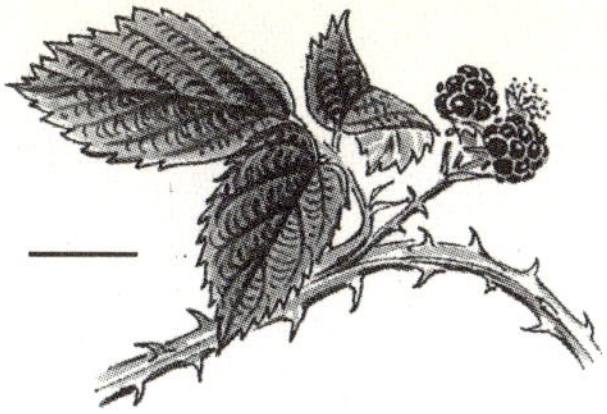

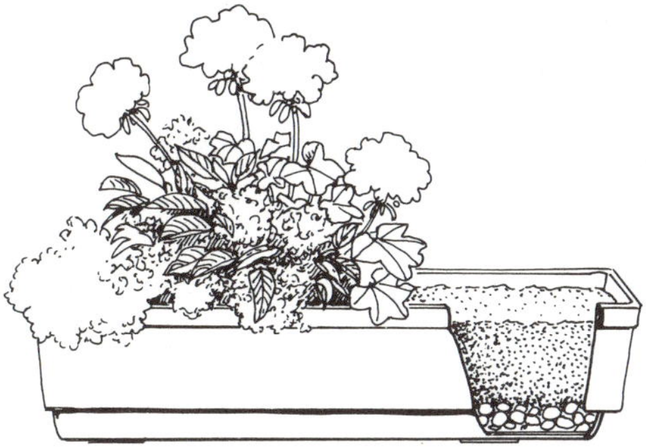

In Balkonkästen und anderen Pflanzcontainern sollte man als unterste Schicht Kieselsteine oder zerkleinerte Blumentopfscherben einbringen; dies garantiert das Abfließen überschüssigen Gießwassers.

Man kann sie sehr erfolgreich in flachen, wasserdichten Becken oder Schalen auf der Terrasse oder besonders großen Fensterbrettern kultivieren.

Im Haus wie im Garten: Bodenpflege

Wenn man den Boden umgegraben und mit bodenverbessernden Hilfsmitteln wie Sand, Steinmehl oder porösem Granulat für genügend lockere Verhältnisse gesorgt hat, ist das Pflegeprogramm noch keineswegs abgeschlossen. Wenn der Boden seine natürliche Fruchtbarkeit behalten und über Jahre üppigen Pflanzenwuchs tragen soll, muß man ihn entsprechend funktionstüchtig erhalten. Dazu gehört, daß man die Humusbildung fördert und somit für eine ständige Nachlieferung humusanreichernder Stoffe sorgt. Humus ist letztlich nichts anderes als das Arbeitsergebnis der Recyclinganlage Gartenboden: Das in jeder Handvoll Gartenerde nach Millionen zählende Heer kleiner und kleinster Bodenlebewesen zerkleinert die anfallenden organischen Totstoffe (Fallaub, andere pflanzliche und auch tierische Bestandsabfälle) zunächst mechanisch und überläßt dann den Bodenbakterien und Bodenpilzen die Remineralisierung. Humus liegt dann vor, wenn die organischen Totstoffe schon so weit zerkleinert sind, daß man mit bloßen Augen keinerlei Strukturen mehr erkennen kann.

Die Aufarbeitung von rohen Abfallstoffen zum reifen Humus vollzieht sich rund ums Jahr (Herbst und Winter allerdings deutlich verlangsamt).

Folglich muß man dafür sorgen, daß immer genügend Material für das Stoffrecycling vorhanden ist. Man kann beispielsweise Fallaub, frischen Rasenschnitt, Häcksel von sonstigen Gartenabfällen, Sägemehl und sogar den Inhalt von Kaffeefiltern oder Teebeuteln auftragen und ganz leicht einarbeiten. Alle diese Stoffe werden innerhalb relativ kurzer Zeit der Humusreserve des Bodens zugeschlagen und stehen dann als Pflanzennahrung erneut zur Verfügung.

Alle in der Natur vorkommenden Böden sind geschichtet, weil die stofflichen Umsetzungen in geordneter Art und Weise eben nur stockwerkweise ablaufen können. Wenn man diesen empfindlich geregelten Schichtbetrieb mit dem Spaten aushebt und anschließend einfach umdreht, stellt man eine funktionstüchtige Mikrowelt buchstäblich auf den Kopf. Im biologischen, naturnahen Garten machen solche umwerfenden Methoden einfach keinen Sinn. Viel besser und auf Dauer erfolgreicher ist es, den Boden ab und zu mit einem Einzahn oder einer Harke zu lockern. Auftragen einer zusätzlichen Lage Rindenschrot (Mulchen) verhindert wirksam, daß die Bodenoberfläche sich nach dem nächsten Platzregen sofort wieder schließt und den Luftzutritt unterbindet. Mulchen ist gleichsam Kompostieren von Streu oder Bestandsabfall auf der gesamten Beetfläche. Etwas Besseres kann man für die Förderung und Erhaltung der Bodenfruchtbarkeit kaum anstellen. Bei regelmäßigem Mulchen ist eine zusätzliche Düngung kaum erforderlich. Einmal im Jahr sollte man allerdings die Langzeit-Stickstoffversorgung mit Sojaschrot oder Hornspänen sicherstellen oder aufbessern.

Schachtelhalm (*Equisetum arvense*).

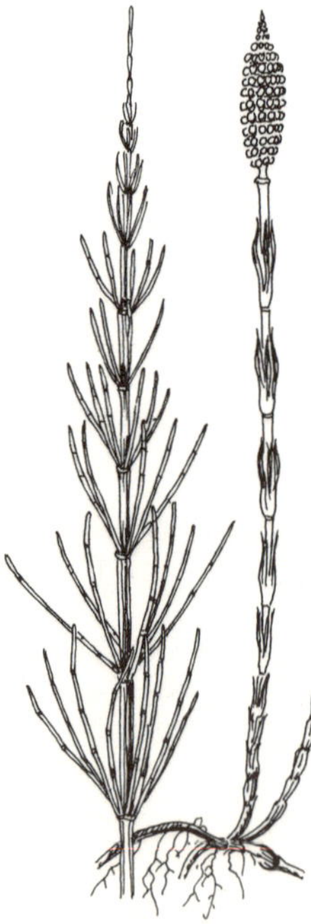

Auch bei den etwas beengteren Platzverhältnissen in Pflanzgefäßen beliebiger Größe muß man den Boden häufiger auflockern, damit genügend Sauerstoff in den Wurzelraum eindringen kann. Außerdem ist alle drei bis vier Wochen eine ausreichende Düngergabe (in Gießwasser aufgelöster Mineraldünger; Konzentration nach Herstellerangaben) ratsam. Kaffeesatz und Rückstände von Teeaufgüssen sind auch in diesem Fall ein sehr geeigneter Zusatz für die Bodensanierung.

Im Garten wie im Pflanzgefäß sollte man auf den richtigen pH-Wert des Bodens achten – er sollte im mäßig sauren Bereich um pH 6 (Teststäbchen im Fachhandel) liegen. Vorsicht mit Aufkalkungen des Bodens – mit einer unrichtigen Dosierung kann man den komplizierten Bodenchemismus auf Jahre hinaus ruinieren!

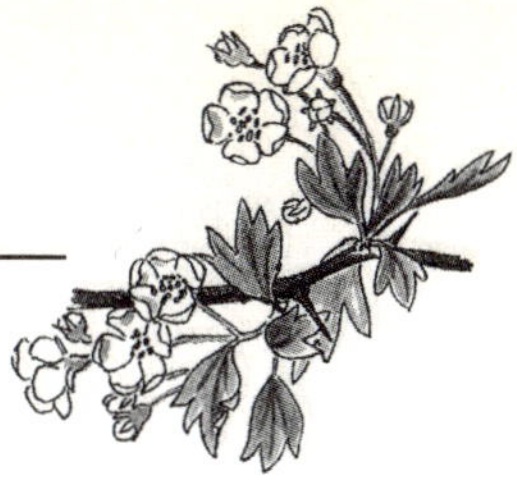

Pflanzenwachstum – von Anfang an

Es ist schon ein erstaunlicher und irgendwie wunderbarer Vorgang, aus einem winzigen Samenkorn allmählich eine zarte Keimpflanze und wenig später eine immer mehr erstarkende Jungpflanze entstehen zu sehen. Viele empfehlenswerte Pflanzen unserer Artenlisten kann man ohne nennenswerte Schwierigkeiten auf den ereignisreichen Weg von der Aussaat über das Auskeimen bis zum Auspflanzen begleiten.

Aussaat

Ein- oder zweijährige Kräuter kann man ab dem zeitigen Frühjahr (Februar/März) in Vorkultur anziehen. Dazu werden die Samen dünn und gleichmäßig auf Anzuchterde ausgelegt, mit wenig trockener Erde übersiebt (nicht bei Lichtkeimern – Hinweise auf den Samentütchen beachten) und anschließend durch Überbrausen (Wasserstrahl vermeiden) gut befeuchtet. Als Anzuchtgefäße eignen sich flache Plastikschalen mit Abdeckhaube ebenso wie Obstkistchen, die man mit Zeitungspapier auslegt und anschließend mit Kultursubstrat befüllt. Nach der Aussaat stellt man das Gefäß warm und hell auf (Fensterbank, Kleingewächshaus, Frühbeetkasten) und achtet auf regelmäßiges Überbrausen. Gerade in der Zeit des Keimens ist Wasserstreß mit Austrocknung des Bodens besonders kritisch.

Die Keimung kann je nach Pflanzenart ein paar Tage oder Wochen dauern. Sobald die Keimpflänzchen herangewachsen sind und die ersten Folgeblätter tragen, vereinzelt man sie (pikieren). Dazu hebt man die Pflänzchen mit einem Spatel oder Holzstäbchen einzeln und sehr vorsichtig aus der Anzuchtschale heraus und verpflanzt sie mit größerem Abstand untereinander in vorbereitete Kästen, Blumentöpfe oder Pflanzschalen. Auch jetzt ist die regelmäßige Bewässerung besonders wichtig. Wenn sich die Jungpflanzen nach dem Pikieren genügend kräftig auf Finger- oder gar Handlänge entwickelt haben und es die Jahreszeit erlaubt, pflanzt man sie am vorgesehenen Platz im Freiland aus. Günstiger Pflanztermin ist für die Einjährigen Anfang Mai, für die Zwei- oder Mehrjährigen die Zeit von Mai bis August.

Für die Weiterkultur auf Balkon oder Terrasse pflanzt man sie einzeln oder in Gruppen in genügend große Gefäße. Der Durchmesser des Wuchsraumes, den jede einzelne Pflanze im Blumentopf oder im Pflanzkasten benötigt, entspricht etwa einem Fünftel ihrer arttypischen Wuchshöhe.

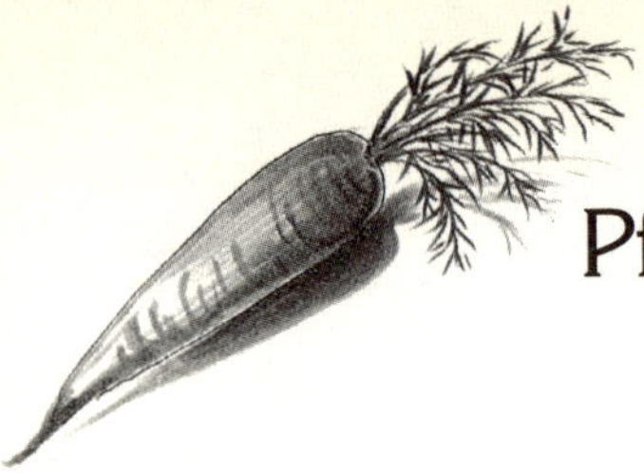

Pflanzenwachstum

Vorkultur ist verzichtbar, wenn man die Pflanzen im Frühjahr gleich an Ort und Stelle auf dem vorgesehenen Beet aussät. Hinweise für den richtigen Zeitpunkt zur Freilandaussaat sind auf den handelsüblichen Samentütchen jeweils abgedruckt. Bei Kulturpflanzen, die nicht in Mitteleuropa heimisch sind, muß man auf jeden Fall warten, bis die Zeit der Spätfröste vorüber ist. Wildpflanzen, die man im Garten anbauen möchte, sind in dieser Hinsicht deutlich weniger empfindlich. Bei einigen Arten für Pflanzenkosmetik, die man schon allein aus dekorativen Gründen gleich in größerer Menge anziehen sollte (wie etwa Johanniskraut, Kornblume, Kamille, Weg-Malve oder Ringelblume), ist

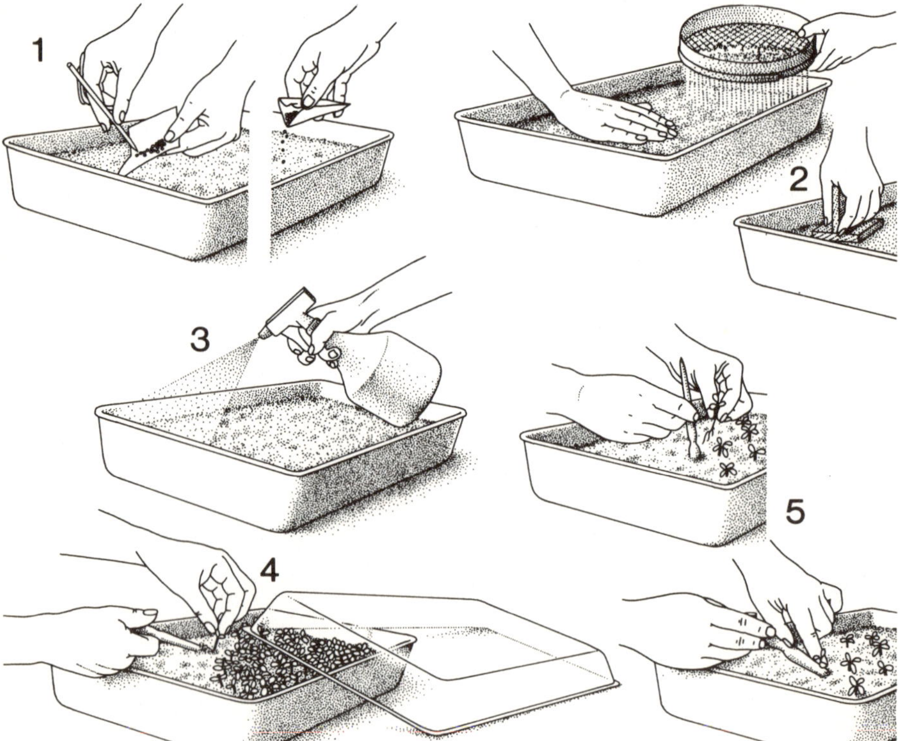

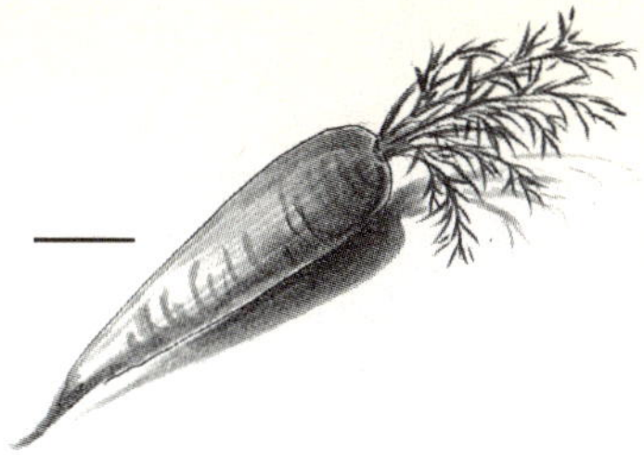

die Direktaussaat ohnehin die Methode der Wahl. Staffelsaaten, etwa im Abstand von jeweils einer Woche, garantieren, daß der bunte Blütenflor der betreffenden Pflanzen nicht zu einem einzigen, zwar fulminanten, aber kurzlebigen Feuerwerk gerät, sondern möglichst bis in den späteren Sommer hinein fortdauert.

Gerade auch im Freiland ist es wichtig, auf die regelmäßige Befeuchtung der Keimpflänzchen zu achten, wenn die Witterung zu trocken sein sollte. Außerdem ist ein wirksamer Schutz gegen Nacktschnecken ratsam, deren ungezügelter Appetit das hoffnungsfrohe Ergebnis des Keimens und Streckens in einem einzigen Weidegang zunichte machen könnte.

Pflanzenanzucht: Samen möglichst dünn auf das Substrat aussäen (1); feines Saatgut und Lichtkeimer mit einem Brettchen leicht andrücken, größeres zuvor mit Erde ca. 5 mm hoch übersieben (2); alles fein besprühen (3); Pflänzchen pikieren (4) und in vorbereitete Gefäße vereinzeln (5).

Pflanzenkauf

Von allen gängigen Kulturpflanzen und eben auch von den meisten unserer Vorschlagsarten, die wir außerhalb der Küche für die pflegende Kräuterkosmetik verwenden möchten, hält der Fachhandel (Gärtnereien, Blumengeschäfte) zur Pflanzzeit im Frühjahr oder Frühsommer vorkultivierte Containerpflanzen bereit. Sie ersparen die gesamte Vorkultur – man beginnt die eigene Kräuterfarm mit halbwüchsigen und deshalb bereits genügend erstarkten Jungpflanzen. Vom Garten-Kerbel über Majoran und Melisse bis hin zu Salbei, Thymian oder Ysop ist fast alles im Sortiment vertreten, was man für den Start in die Artenvielfalt des eigenen Gartens benötigt. Nach dem Auspflanzen an ihren sonnigen Wuchsplatz erleichtern wir dem Wurzelwerk der Neuankömmlinge durch regelmäßiges Bewässern die Eroberung der nächsten Nachbarschaft und die richtige, dauerhafte Verankerung.

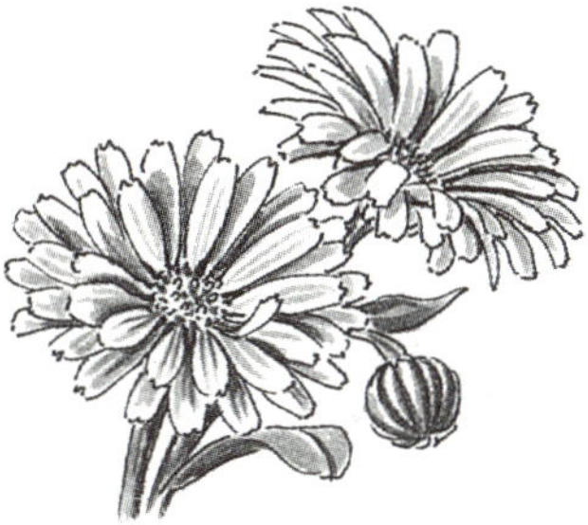

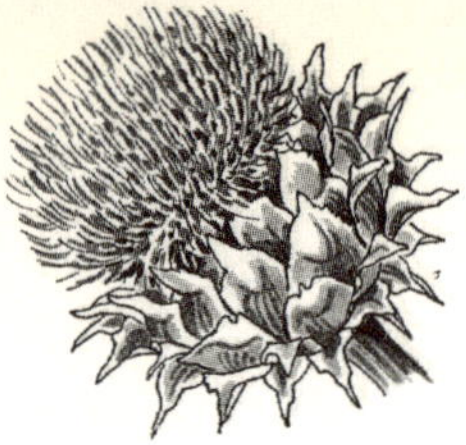

Vorschläge zum Nachmachen

So vielfältig wie die Pflanzen selbst sind auch die Möglichkeiten, wie man mit nützlichen und dekorativen Arten den großen hausflankierenden Garten ebenso reizvoll und abwechslungsreich gestalten kann wie die übersichtliche, aber ergiebige Miniaturplantage auf dem Balkon. Die jeweils getroffene Artenauswahl bestimmt die formale Seite der eigenen Kräuterfarm eigentlich nur in sehr weiten Grenzen.

Quer durch den Garten

Da sich unter den Pflanzen für die Kräuterkosmetik und Pflanzenheilkunde immer auch etliche Gemüsepflanzen wie Garten-Bohne, Gurke, Kopfsalat, Mohrrübe und Küchen-Zwiebel befinden, kann die Kräuterpraxis unter anderem auf das Pflanzgut des ganz normalen Küchengartens mit seinen Beeten in schmalen Streifen oder säuberlich angeordneten Gevierten zurückgreifen. Wenig spricht allerdings dafür, daß ein Gemüsegarten immer wie eine Nutzpflanzenkaserne aussehen muß, in der die Pflanzen peinlich zeilengenau in Reih und Glied wachsen. Abwechslung kommt der Ästhetik der Gesamterscheinung sehr entgegen. Bei der gemischten Bestückung der Pflanzbeete mit den verschiedenen Gemüsearten sollte man allerdings nicht nach rein formalen oder nach Zufallsgesichtspunkten vorgehen, sondern ausdrücklich berücksichtigen, daß es auch im Pflanzenreich und gerade unter den so unentbehrlichen Nutzpflanzen gute und schlechte Nachbarn gibt. Mischkultur kann bei geschickter Ausnutzung von förderlichen Nachbarschaftsbeziehungen sichtliche Erntevorteile ermöglichen. Gartenfachbücher zu diesem Spezialthema enthalten nähere Hinweise über empfehlenswerte und vermeidbare Artenkombinationen.

Kräuterbeete geometrisch

Ein spezielles Kräuterbeet mit Kosmetikpflanzen, die auch für die Küche interessant sind, kann im größeren Nutzgarten gleichwertig neben oder zwischen den Gemüsebeeten eingerichtet werden. Lehnt es sich an die Sonnenseite des Hauses oder einer Gartenmauer bzw. an einen Zaun oder eine Hecke an, muß die Pflanzung den unterschiedlichen Raumanspruch der verschiedenen Arten angemessen berücksichtigen. Wichtigstes Pflanzkonzept ist dabei, die Arten sozusagen wie auf einem Familienfoto zu gruppieren: nämlich die kleinen nach vorne, die größeren im Hintergrund. Mehrjährige Stauden, die

Kräuterbeete geometrisch

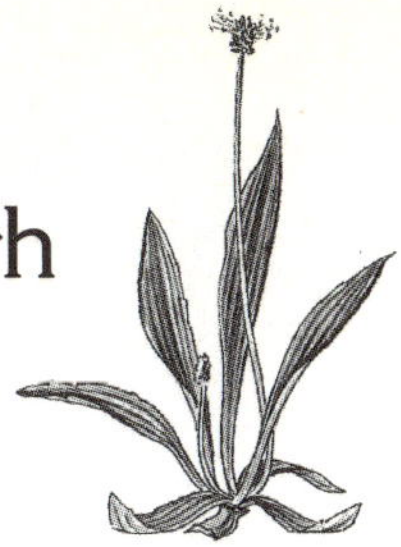

Pflanzschema für ein Duft-, Heil-, Kosmetikkräuterbeet im eigenen Garten. Mehrjährige hochwüchsige Stauden im Hintergrund, ein- bzw. mehrjährige mittelgroße Arten weiter vorne, sehr kleine Pflanzen als Randdekoration zum Gartenweg.

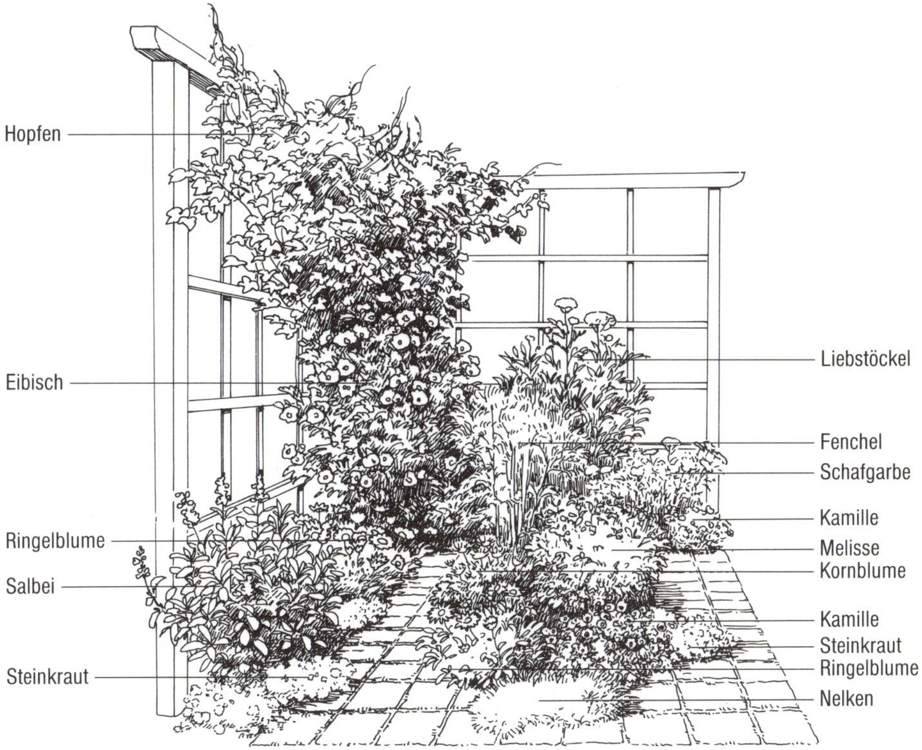

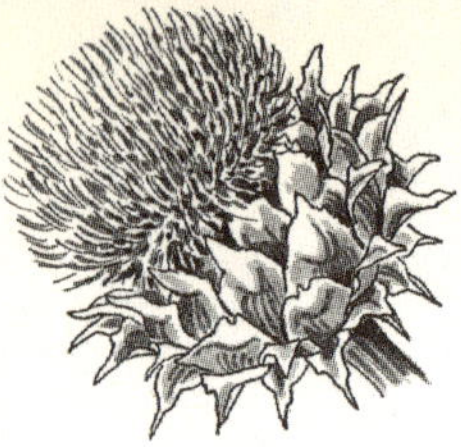

Vorschläge zum Nachmachen

sich im Laufe weniger Jahre zu richtigen kleinen Gebüschen entwickeln (Lavendel, Majoran, Salbei), besetzen dabei möglichst den Mittel- und Hintergrund. Kleinere Kräuter wie Garten-Kerbel, Thymian, Petersilie oder Anis rücken deutlich nach vorne. Auf diese Weise kommt jede Pflanze entsprechend ihrer Größe zur Geltung und läßt der mitwachsenden Konkurrenz immer genügend Licht zur eigenen Entfaltung. Auch im freiliegenden Pflanzbeet befolgt man diese Anordnung. Einzelne besonders dekorative Arten mit größerem Raumbedarf wie Alant, Eibisch oder Klette müssen nicht unbedingt auf dem gleichen Beet wachsen; sie könnten vielmehr auch als blickfangende Solitäre ein wenig in der sonnigen Ecke stehen, einen Beetabschluß bilden oder eine Restfläche bewohnen, für die sich sonst nichts anbietet.
Wenn man eine größere Artenanzahl ansteuert, können neben der Wuchshöhe auch andere Gesichtspunkte wie dekorative Gesamtwirkung oder Musterbildung der einzelnen Pflanzgruppen die Gestaltung mitbestimmen. Nichts spricht beispielsweise dagegen, im eigentlichen Kräuterbeet auch die eine oder andere Gemüsepflanze (Kopfsalat, Küchen-Zwiebel, Mohrrübe) einzuplanen. Man kann überdies interessante Blattgestalten (Schafgarbe, Weg-Malve, Fenchel, Minzen) beispielsweise mit besonderen Blattfärbungen (grauhaarige »Silber«blätter von Lavendel und Salbei) oder auffälligen Blüten (Dost, Ringelblume, Ysop) kontrastieren lassen. Oder man wechselt besonders schmalblättrige Formen (Rosmarin, Lein) mit sehr feinschnittigen (Petersilie, Kerbel, Mohrrübe) und ausgeprägt breitflächigen Blattgestalten (Eibisch, Kopfsalat, Gurke) ab.
Im Kräuterbeet muß es durchaus nicht immer ganz orthodox mit rechten Dingen zugehen – geometrisch exakt mit rechten Winkeln und militärisch genau parallelen Seiten. Die Pflanzflächen sollen sich aus Gründen der harmonischen Einfügung in jedem Fall nach dem vorhandenen Flächenangebot richten. Dabei stehen uns gewiß auch sehr unregelmäßig geschnittene Pflanzecken und originelle, das Auge erfreuende Bepflanzungen zu.

Besonders hübsch anzusehen und manchmal sogar direkt als Blickfang konzipiert sind Kräuterrondelle. Noch auffälliger sind Kräuterspiralen, die zudem den enormen Vorteil aufweisen, verschiedenen Pflanzenarten von feucht bis extrem trocken oder voll sonnig bis halbschattig alle möglichen Wuchsbedingungen anbieten zu können. Man konstruiert ein solches spiralig verlaufendes Beet auf einer Grundfläche von mindestens 3 m Durchmesser mit Hilfe von Werksteinen und magerer Gartenerde über einem zentralen Steinhaufen von etwa 60–80 cm Höhe, der die geordnete Entwässerung des verschrobenen Turmbaus sicherstellt.
Auch wo nur vergleichsweise schmale Pflanzstreifen vorhanden sind, etwa ent-

Kräuterbeete geometrisch

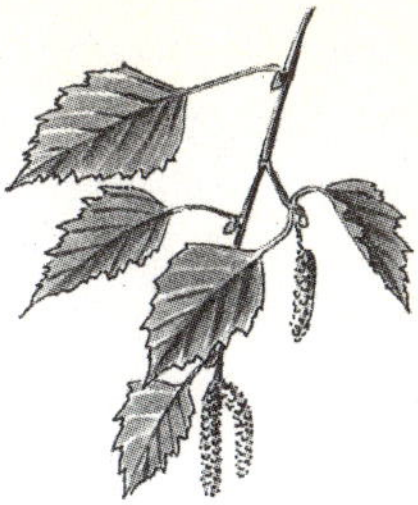

lang einer Mauer oder einer Hauswand, lassen sich arten- und abwechslungsreich gemischte Kräuterensembles optisch wohltuend in Länge und Tiefe staffeln, beispielsweise an der sonnenseitigen Vorderkante des Wohnhauses beginnend mit kleinen bis mittelgroßen Kräutern, die zum rückwärtigen Teil (Südostecke) allmählich von Arten mit

Bepflanzungsschema für ein Kräuterrondell.

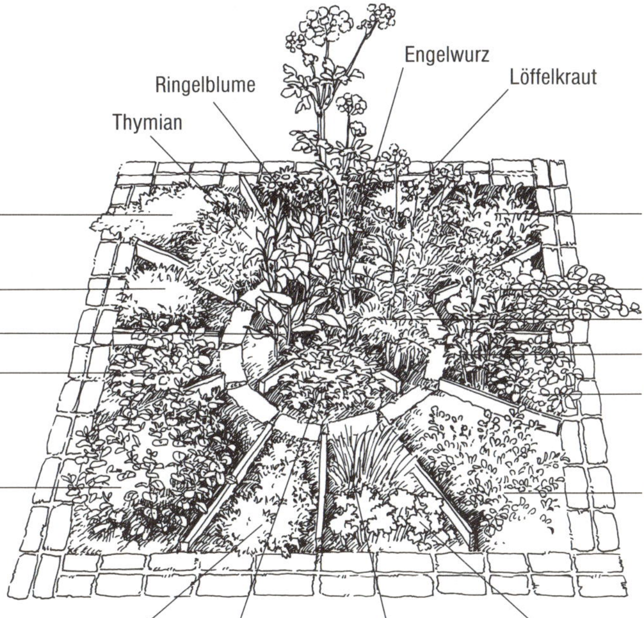

Vorschläge zum Nachmachen

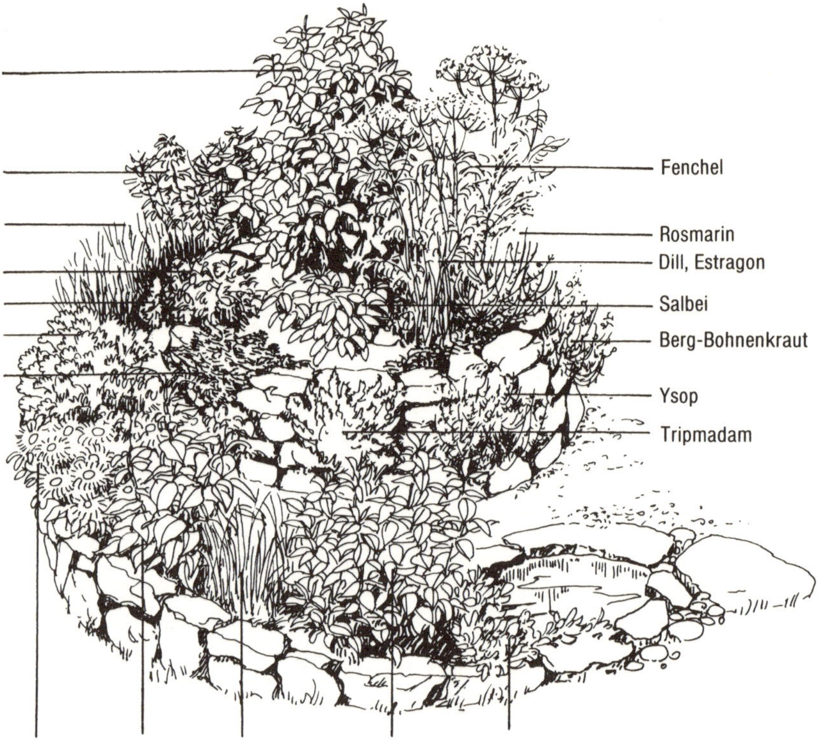

Bepflanzungsschema für eine Kräuterspirale.

anderen Gardemaßen in Höhe und Umfang abgelöst werden.
Die von den traditionsreichen Kloster-, Bauern- und Apothekergärten übernommene Funktionsvielfalt kann selbstverständlich auch dadurch zum Ausdruck kommen, daß man zwischen die einzelnen Kräutergruppen sehr üppige Sommerblumen einbringt und somit verzierte Nützlichkeit symbolisiert.

Blumentöpfe

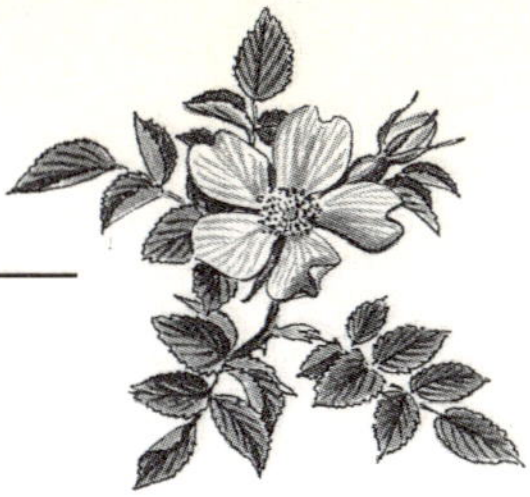

Blumentöpfe und Pflanzkästen

Jeder Balkonkasten und sogar der einzelne Blumentopf ist letztlich nur ein Pflanzbeet mit verkleinerten Dimensionen. Grundsätzlich gelten daher auch für die Bestückung oder Anordnung von Pflanzgefäßen die gestalterischen Gesichtspunkte, die Raumbedarf, Wuchsverhalten und Aussehen der verwendeten Pflanzen gleichermaßen berücksichtigen. Man kann die verschiedenen Größengruppen natürlich auch auf verschiedene Gefäße verteilen und diese an Einfahrten, Hauseingängen und Freitreppen höhengestaffelt und damit äußerst raumwirksam aufstellen. Solche Wuchsplätze sind ebenso wie Terrasse und Balkon gleichsam mobile Gärten, in denen man im übrigen auch den unterschiedlichen Entwicklungsfortschritt raschwüchsiger und langsamerer Arten entsprechend ausnutzen kann.

Das weitere Pflegeprogramm

Wenn man mit der richtigen Bodenpflege beispielsweise durch Mulchen eine laufende, gute Humusversorgung sichergestellt hat, ist eine zusätzliche Düngung weitgehend entbehrlich. Eine gewisse Ausnahme stellen lediglich die besonders raschwüchsigen Gemüsepflanzen dar, denen man ab und zu eine kleine Gabe organischen Dünger zukommen lassen sollte. Für die intensiv duftenden, ausgesprochen aromatischen Kosmetikpflanzen gilt eher, daß sie mit weniger Nährstoffreserven im Boden viel zufriedener sind. In ihrer mediterranen Heimat bevorzugen sie fast alle ausgesprochene Magerböden. Zurückhaltung in der Zusatzdüngung bringt bei diesen Pflanzen den Erfolg.

Lästige Konkurrenz?

Bei Verwendung von Rindenmulch oder anderem Pflanzenhäcksel zur Bodenbedeckung zwischen den Kulturpflanzen kommen konkurrierende Wildkräuter kaum zur Entfaltung, weil ihre Keimlinge die handbreithohe Deckschicht nicht durchstoßen können. Sollte es die eine oder andere Wildkrautpflanze aber dennoch schaffen, kann man durchaus tolerant sein – sogenannte Unkräuter wie Ehrenpreis, Gauchheil, Garten-Wolfsmilch, Rote Taubnessel, Erdrauch oder Weidenröschen bringen allesamt zusätzliche Farbe ins Geschehen und werden selten zum Problem. Selbst die so unfaßbar schönen, weil rundum stachelspitzigen Kratz- und Gänsedisteln muß man nicht sogleich wieder ausrotten, weil auch sie in den bunten Beeten eines artenreichen Nutzgartens das Bild der Vielfalt wirksam mitprägen. Lediglich bei sehr invasiven Arten wie Gräsern, Kriechendem Hahnenfuß oder Gundermann ist korrigierendes Lenken und Eingreifen erforderlich.

Ein bunt bestücktes Pflanzbeet mit seinen ein-, zwei- und mehrjährigen Gewächsen entwickelt sich bei richtiger Pflege zu einer halbwegs stabilen Lebensgemeinschaft, die gegenüber Pflanzenkrankheiten oder massivem Schädlingsbefall erstaunlich widerstandsfähig ist. Ein Gartenökosystem, obwohl vom Menschen geschaffen und nach seinen Zielvorstellungen gelenkt, kann sich bei Beherzigung der Grundregeln des biologischen Gartenbaus (Biogarten) zu einer richtigen Naturoase entwickeln. Sollte sich hier und da eine Blattlaus, eine Schmetterlingsraupe, ein Blattkäfer zeigen, ist also sicherlich kein chemischer Frontalangriff erforderlich. Gegen Wühlmaus-Clans, die Ihren Nutzgarten vielleicht ebenfalls ausgesprochen attraktiv finden, bietet der Fachhandel naturverträgliche Bekämpfungsmittel an, die außerdem nicht gegen die gültigen Tierschutzgesetze verstoßen. Massive Zuwanderung und Vermehrung von Blattläusen kann man mit Pflanzenjauchen (ca. 1 kg Brennessel, Schachtelhalm, Rainfarn oder Wermut auf 10 l Wasser ansetzen und nach zwei oder drei Tagen anwenden) begegnen. Denken Sie daran, daß jede chemische Keule gleichermaßen auch die vielen Nützlinge in Ihrem Garten tötet, neben den hilfreichen Laufkäfern, Ohrwürmern und Spinnen eben auch so sympathische Gäste wie Schwebfliegen, Wollschweber, Hummeln, Bienen und Schmetterlinge.

Seite 35:
Der Klassiker unter den Duftpflanzen: die Hunds-Rose (*Rosa canina*).

Seite 36:
Oben: Für Gesicht und Gaumen gleichermaßen geeignet: die Himbeere (*Rubus idaeus*).
Unten: Walnuß (*Juglans regia*): die äußeren Fruchtschalen werden frisch verwendet, die Blätter getrocknet.

Seite 37:
Oben: Die Kornblume (*Centaurea cyanus*) ist in der freien Natur selten geworden.
Unten: Als wärmeliebende Delikatesse jedem bekannt: die Artischocke (*Cynara scolymus*).

Seite 38:
Oben links: Virginische Zaubernuß (*Hamamelis mollis*).
Oben rechts: Die Ringelblume (*Calendula officinalis*) kann als Ersatz für Arnika verwendet werden.
Unten: Lavendelduft (*Lavandula angustifolia*) sorgt für Sommer- und Urlaubsstimmung.

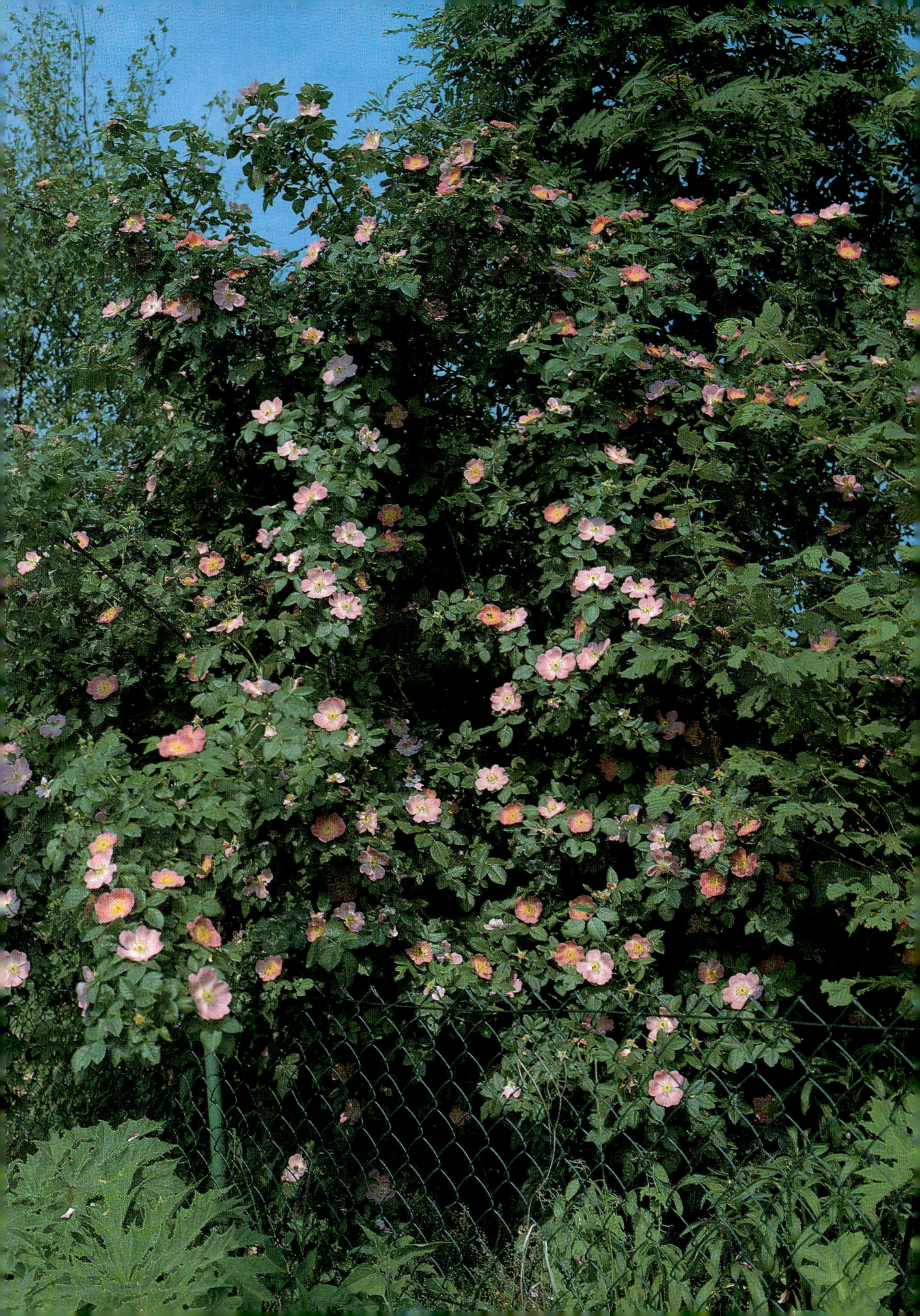

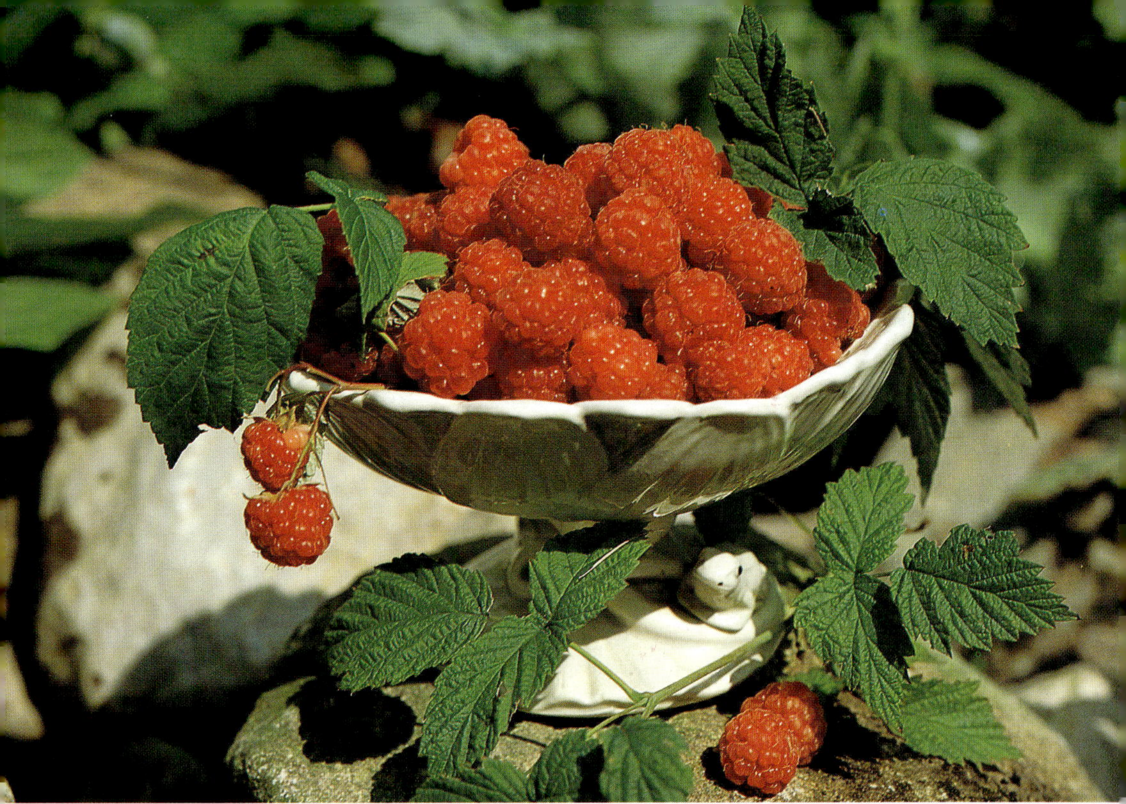
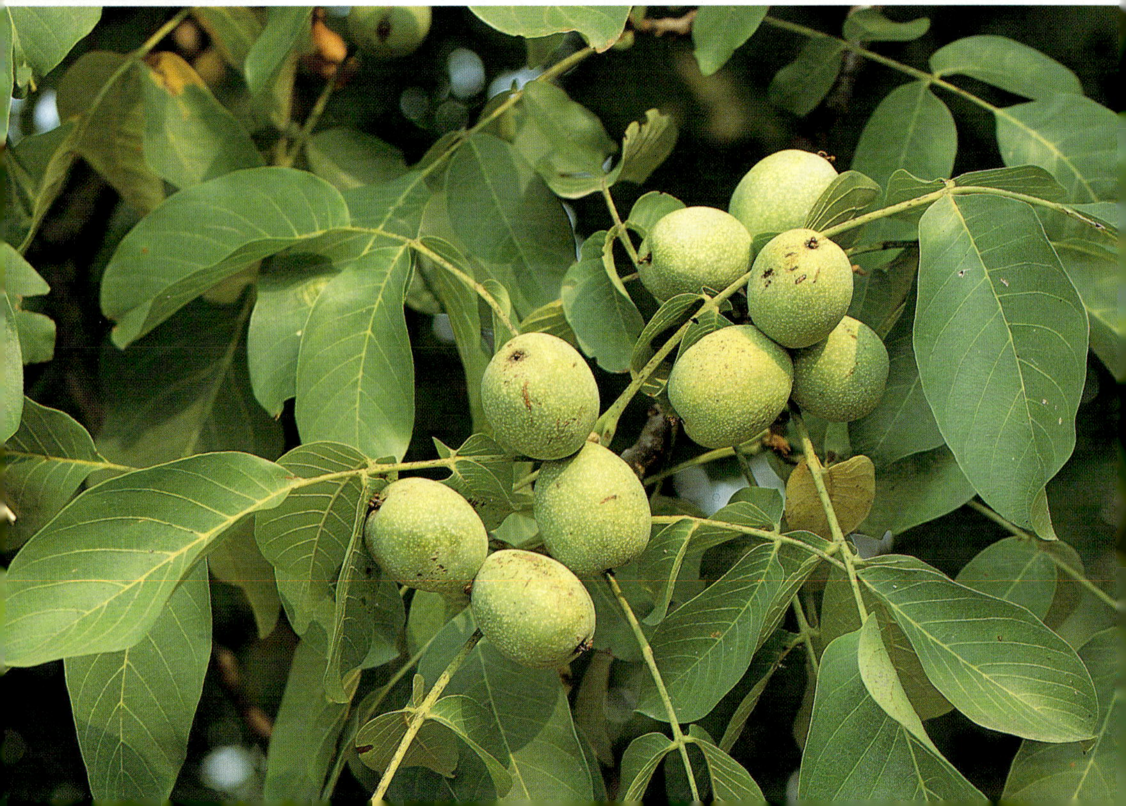

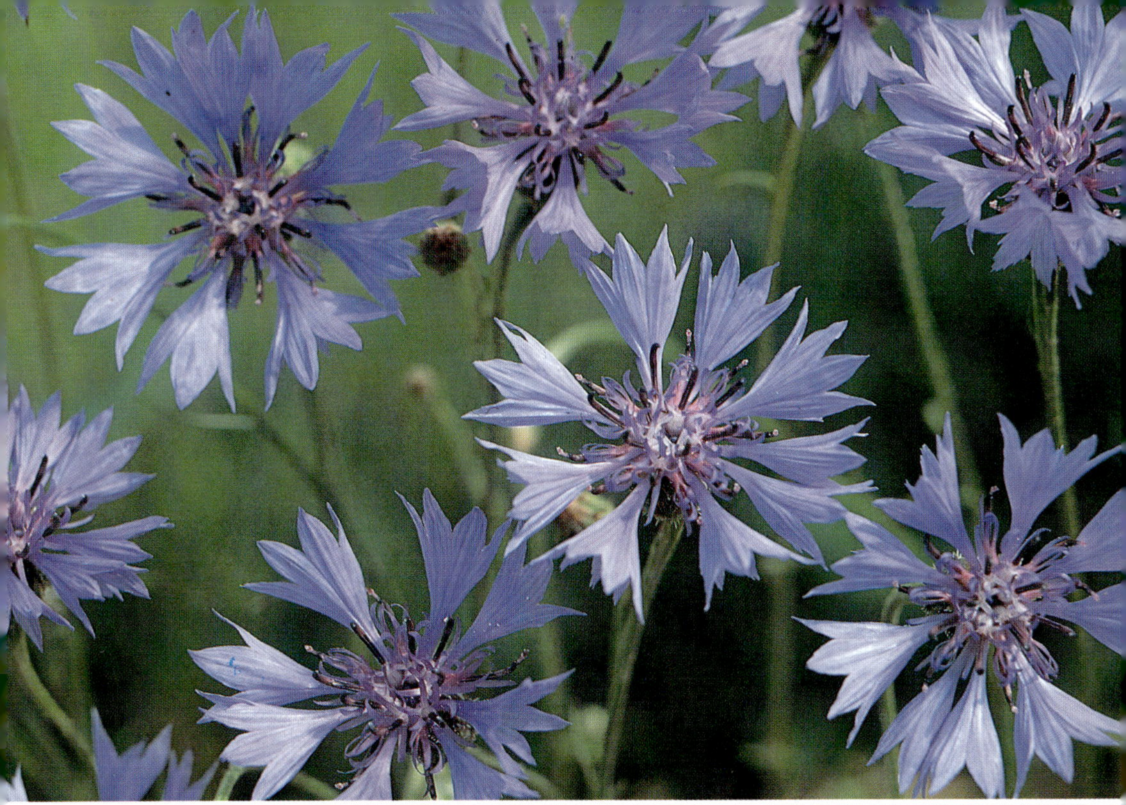
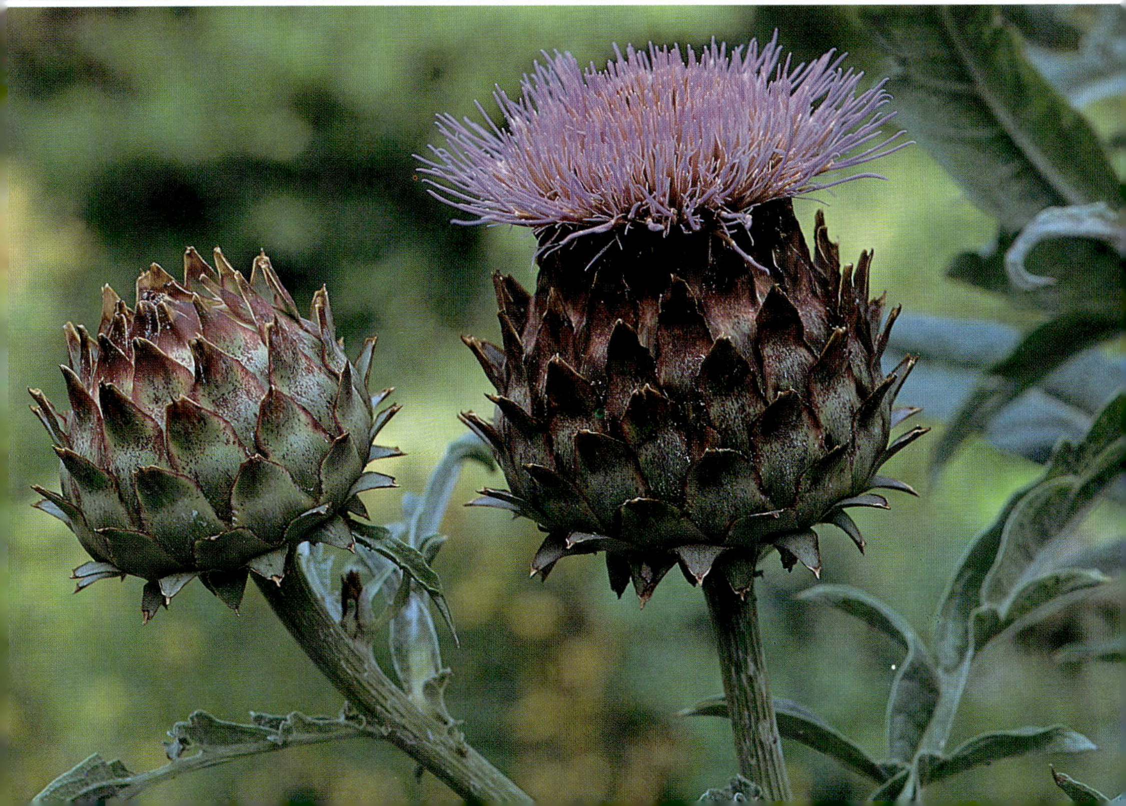

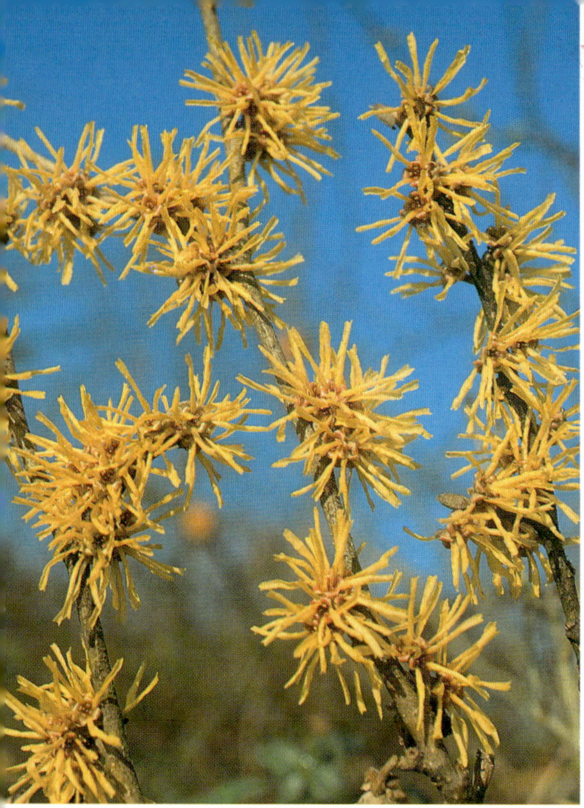
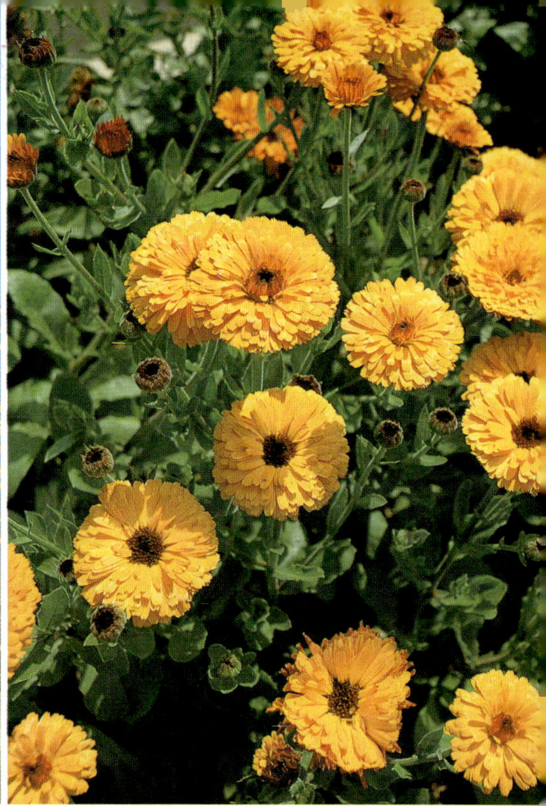
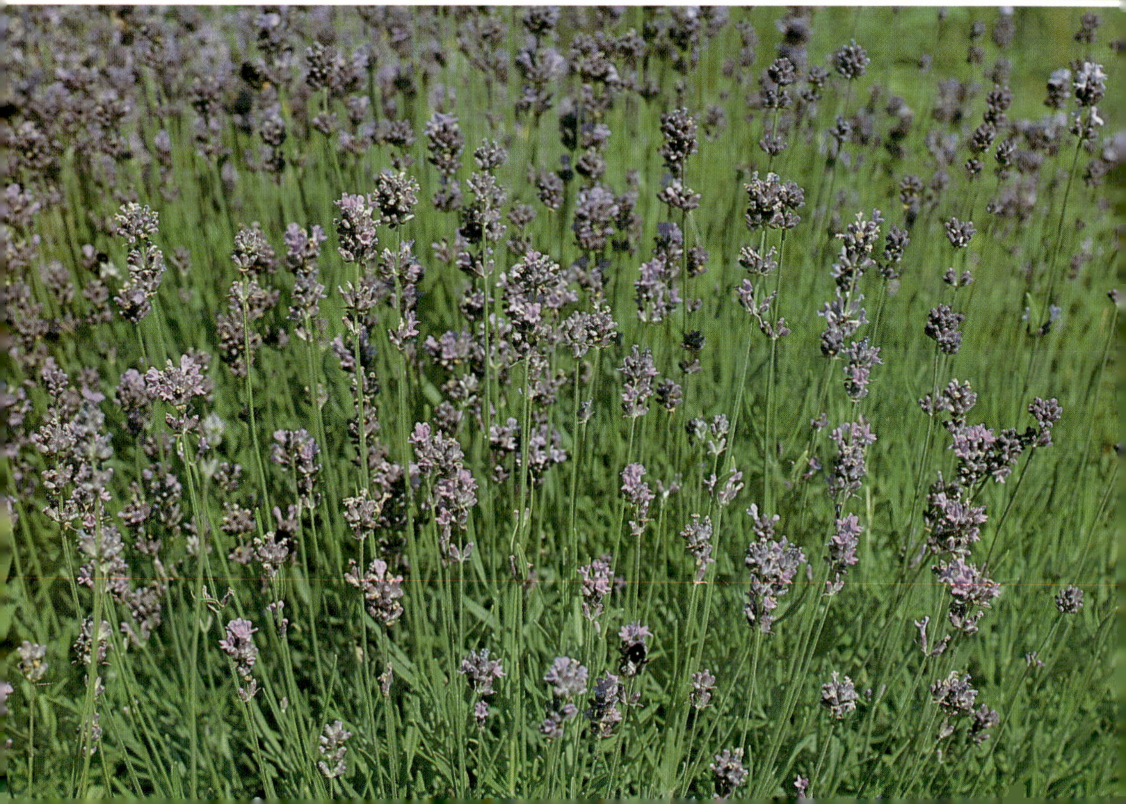

Zurückschneiden

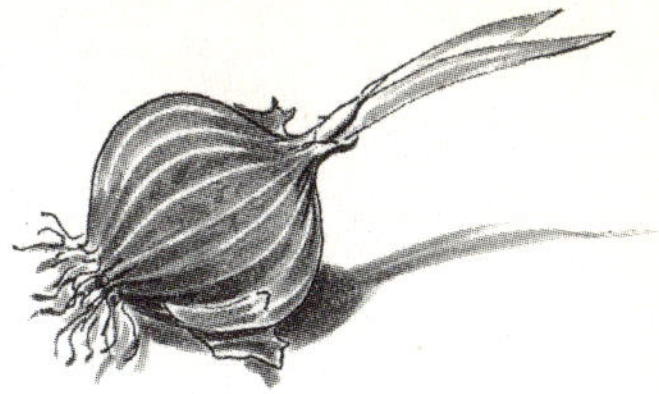

Zurückschneiden und Winterschutz

Einjährige Pflanzen benötigen keine besondere Nachsorge. Wenn man Nachwuchs von ihnen haben möchte, wartet man bis zur Samenreife und räumt sie dann vom Beet ab. Als Pflanzenhäcksel können sie ihre gebundenen Nährstoffe an anderer Stelle wieder in den Boden zurückgeben.
Zwei- und mehrjährige Pflanzen sind mit ihrer Wuchshöhe mitunter ein auffällig strukturierendes Element des Gartens. Man sollte sie nach dem Abblühen im Herbst nicht sofort abschneiden und in den Häcksler stecken, sondern damit bis zum Frühjahr warten. Oft dienen ihre Samen- und Fruchtvorräte oder die im Gezweig verborgenen Insekten den im Winter umherziehenden Vögeln als Nahrung.
Rosmarin ist auch in den wintermilden Gegenden Mitteleuropas nur bedingt winterfest. Man muß die Pflanzen also im Topf oder Kasten hell und frostfrei, aber dennoch kühl überwintern. Bei Thymian, Salbei, Rosmarin und anderen mehrjährigen Arten empfiehlt sich im Spätherbst ein Rückschnitt um etwa ein Drittel zur Förderung eines fülligen Wachstums in der Folgesaison.

Teilen und Vermehren

Pflanzenwachstum ist fast immer darauf angelegt, die eigene Art völlig raumgreifend und flächendeckend zu entwickeln, den Raumkonkurrenten Platz und Licht zu nehmen sowie schließlich die eigene Samenproduktion möglichst in alle Winde zu zerstreuen. Mit anderen Worten: Gerade die mehrjährigen Pflanzen neigen bei fürsorglicher Pflege und guter Nährstoffversorgung auf ihrem zugewiesenen Wuchsplatz zu ausufernder Vergrößerung mit wachsendem Raumbedarf.
Diesem Problem kann man durch Teilen begegnen: Man gräbt die betreffende Pflanze im Frühjahr oder Herbst vorsichtig aus und trennt die Wurzelmasse mit einem scharfen Messer oder einem Spaten glatt durch. Einen Teil pflanzt man möglichst sofort (Austrocknen der Wurzeln vermeiden) an einer anderen Stelle des Beetes wieder ein, den oder die anderen verwendet man für Ergänzungspflanzungen oder verschenkt sie an Freunde.
Gerade die reichlich und anhaltend blühenden Arten streuen in ihrer nächsten Umgebung natürlich auch ihre Früchte oder Samen aus, so daß sich unter Umständen sehr reichlicher Nachwuchs einstellt. Jungpflanzen, die nicht an Ort und Stelle weiterwachsen sollen, behandelt man wie Pflänzchen aus der Vorkultur und faßt sie zu neuen Gruppen an einer anderen Stelle des Beetes zusammen. Mitunter ist die planmäßige Samenproduktion auch ganz praktisch, denn einjährige Arten wie Kornblume, Kamille oder Ringelblume sorgen auf diese Weise ziemlich zuverlässig dafür, daß der Garten auch in der kommenden Saison heftig erblüht.

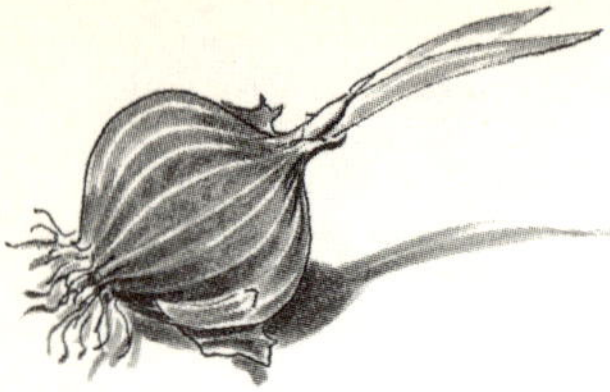

Pflegeprogramm

Kosmetikpflanzen wie Rosmarin, Thymian und Salbei bezeichnet man gewöhnlich zwar als Duft»kräuter«, doch stellen sie nach botanischen Kriterien eigentlich Kleinsträucher dar. An der Basis verholzen sie sichtlich und spürbar und werden im Laufe mehrerer Jahre zu durchaus kräftigen Gebüschen.

Andererseits versamen sie sich nicht immer zuverlässig. Wenn man sich dennoch laufend mit Jungpflanzen versorgen möchte, kann man die Anzucht von Stecklingen versuchen: Fingerlange, direkt unterhalb eines Blattknotens sauber abgeschnittene Triebspitzen werden bis auf fünf Blätter entlaubt. Dann versieht man die Schnittstelle mit einem speziellen Behandlungsmittel aus dem Fachhandel, das die Bewurzelung erleichtert, und steckt sie in Pflanzerde. Da sie zunächst noch Probleme mit der Wasseraufnahme aus dem Boden haben, muß man sie für die nächsten Wochen in einem genügend feuchten Kleinklima halten, beispielsweise unter Klarsichtfolie.

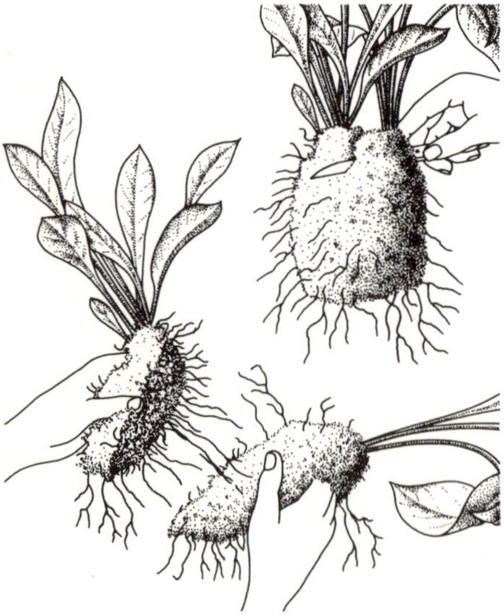

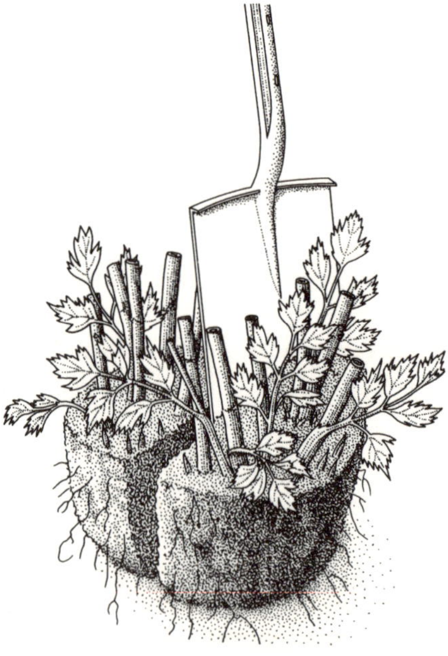

Mit einem Messer oder Spaten können mehrjährige Stauden geteilt werden.

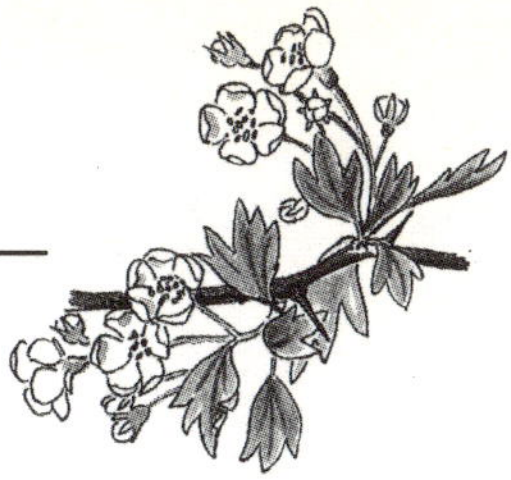

Schönheit aus dem Garten

Die Natur bietet eine breite Palette an Pflanzen für die Schönheit, die im Garten angepflanzt und kultiviert werden können. So findet man zu jeder Jahreszeit etwas Passendes für ein erfrischendes Bad, eine reinigende Gesichtspackung oder eine pflegende Haarspülung. Manche Pflanzen können frisch gepflückt direkt verwendet werden. Die Brunnenkresse gehört dazu, ebenso Himbeeren, Karotten, Salat oder die Gurke.
Andere Pflanzen entfalten ihre Wirkung erst nach dem Trocknen, so z. B. Kamille. Und der Duft getrockneter Lavendelblüten übertrifft den der frischen Blüten um ein Vielfaches. Von diesen Kräutern, aber auch von solchen, die man sowohl frisch als auch getrocknet verwenden kann, lohnt es sich auf jeden Fall, einen kleinen Vorrat anzulegen. Dann braucht man im späten Herbst und im Winter nicht auf ein belebendes Körpertonikum oder ein Haarwasser zu verzichten.

Ernten

Die Ernte der Pflanzen zum richtigen Zeitpunkt ist ganz wesentlich für die Konservierung der wirksamen Pflanzeninhaltsstoffe. Man erntet am besten am frühen Nachmittag nach einem oder besser nach mehreren warmen, sonnigen Tagen. Dann sind die Pflanzen besonders reich an Wirkstoffen. Bei vielen aromatischen Pflanzen ist ein untrügliches Zeichen für den richtigen Erntezeitpunkt ihr betörender Duft. Besonders Rosen, aber auch Rosmarin, Basilikum und Kamille gehen verschwenderisch damit um. Folgen Sie einfach Ihrer Nase beim Gang durch den Garten.

Trocknen

Größte Sorgfalt sollte auf das Trocknen der Pflanzen verwendet werden. Unsachgemäße Trocknung, z. B. zu große Hitzeeinwirkung über 35 °C oder starke Sonneneinstrahlung, zerstören die Wirkstoffe oder bringen sie im wahrsten Sinne des Wortes zum Verduften. Wird das ganze Kraut gepflückt, wie bei Pfefferminze oder Thymian, können daraus nicht zu dicke Sträuße gebunden und diese kopfunter an einem luftigen, aber nicht zu sonnigen Platz aufgehängt werden. Blätter, wie z. B. zarte Rosenblütenblätter, aber auch die derberen Walnuß- und Brombeerblätter, verlesen wir sorgfältig und trocknen sie auf einem Gitterrost. So verfährt man auch mit Wurzeln, die man vorher allerdings erst kleinschneiden muß. Die Trockenroste kann man sich ohne größeren Aufwand

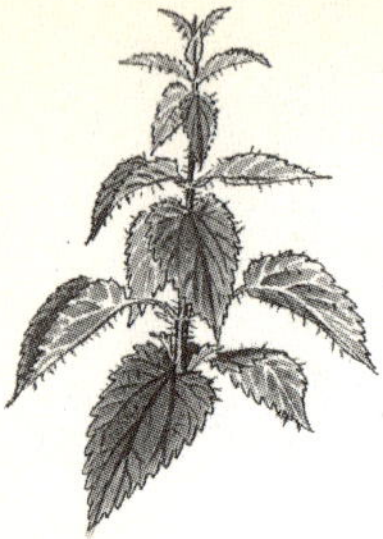

selbst herstellen: Ein Holzrahmen bespannt mit dünner Gaze, reicht in der Regel zum Trocknen kleiner Mengen aus.
Das Pflanzengut ist richtig trocken, wenn es beim Berühren raschelt und leicht zerbröselt. Die trockenen Blätter lassen sich dann oft recht bequem vom Stengel abstreifen.

Aufbewahren

Zum Aufbewahren der getrockneten Pflanzen eignen sich dunkelgetönte, gut verschließbare Flaschen mit einer weiten Halsöffnung, sogenannte Apothekerflaschen. Sie sind gut zu reinigen und können immer wieder verwendet werden. Auch dicht schließende Blechdosen, wie sie zur Aufbewahrung von Tees verwendet werden, sind durchaus geeignete Gefäße. Für welche Behältnisse man sich auch immer entscheidet, wichtig ist auf jeden Fall, daß das Pflanzenmaterial luftdicht verschlossen an einem dunklen und trockenen Platz aufbewahrt wird. Die Beschriftung der Vorratsgefäße mit Pflanzennamen und Erntedatum versteht sich von selbst.

Auf diese Weise hat man immer einen Überblick über das jeweilige Alter der Kräuter. Denn selbst bei sachgerechter Trocknung und Lagerung verliert das Pflanzengut mit der Zeit an Aroma und damit an Wirkkraft und weist am Ende bestenfalls noch die Duftnote »fadeheuig« auf.

Zubereiten

Von Blüten, Blättern oder dem Kraut stellt man einen Aufguß her. Die frischen oder getrockneten Pflanzenteile werden mit kochendem Wasser übergossen und müssen einige Zeit ziehen (zugedeckt, damit die leicht flüchtigen Wirkstoffe nicht verdampfen). Anschließend filtriert man durch ein feinporiges Sieb oder ein feines Baumwoll- oder Leinentuch ab. Wurzeln bereitet man als Abkochung zu. Diese derben Pflanzenteile werden mit kaltem Wasser angesetzt, zum Kochen gebracht, auf kleiner Flamme einige Zeit geköchelt und dann abgeseiht. Den Aufguß und die Abkochung verwendet man für Gesichtskompressen, Haarspülungen, Fuß- oder Handbäder.
Für die Zubereitung von Gesichts- oder Haarwässern, auch für ein Körpertonikum benötigt man abgekochtes oder besser noch entmineralisiertes Wasser (Aqua destillata). Darin werden die Pflanzen angesetzt und einige Tage bis Wochen an einem warmen Ort extrahiert. Für die Herstellung von Körperölen verwendet man reines Olivenöl, Weizenkeimöl oder das feine, allerdings auch teure Mandelöl. Nach sorgfältigem Abfiltrieren durch ein Tuch und kräftigem Auspressen der Pflanzen empfiehlt es sich, den Auszug in eine Flasche abzufüllen, die man kühl und dunkel aufbewahrt. So werden Zersetzungsprozesse verhindert, die die pflanzlichen Inhaltsstoffe zerstören; Ölauszüge werden sonst schnell ranzig.

Trocknen und Aufbewahren

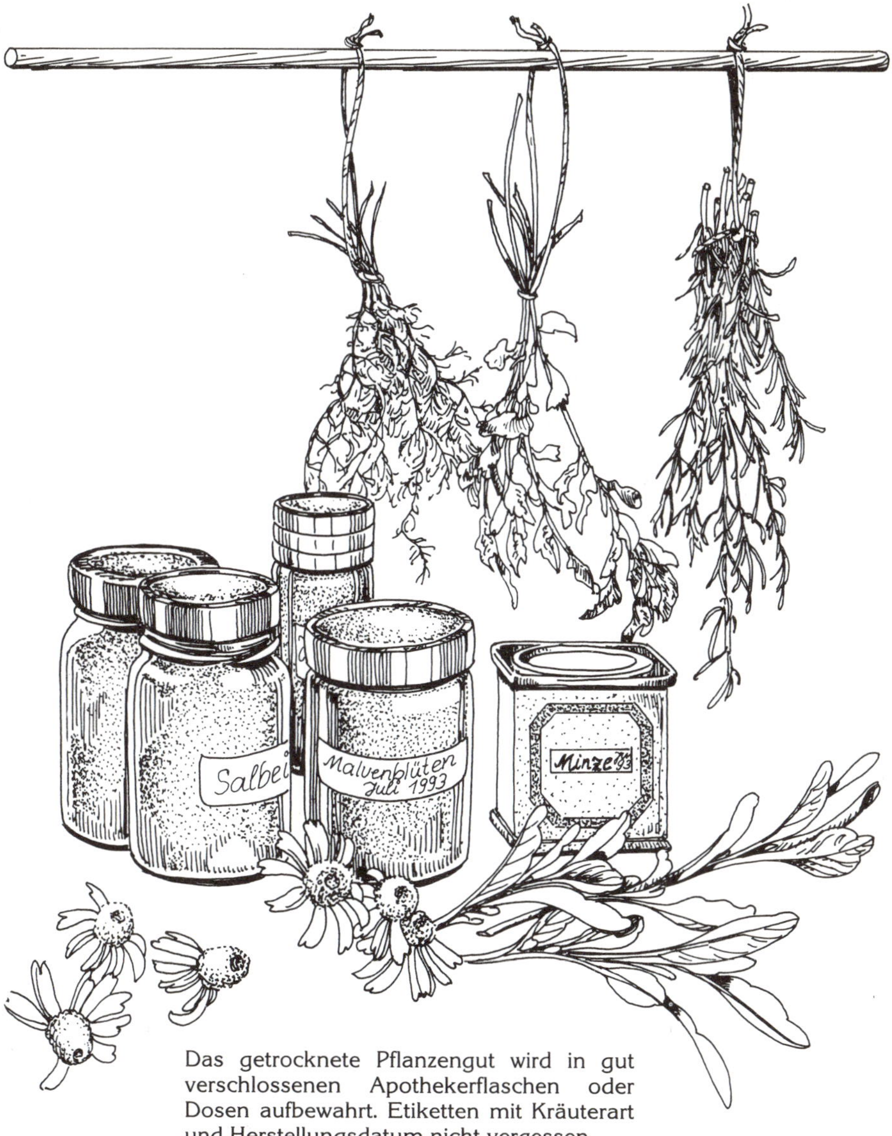

Das getrocknete Pflanzengut wird in gut verschlossenen Apothekerflaschen oder Dosen aufbewahrt. Etiketten mit Kräuterart und Herstellungsdatum nicht vergessen.

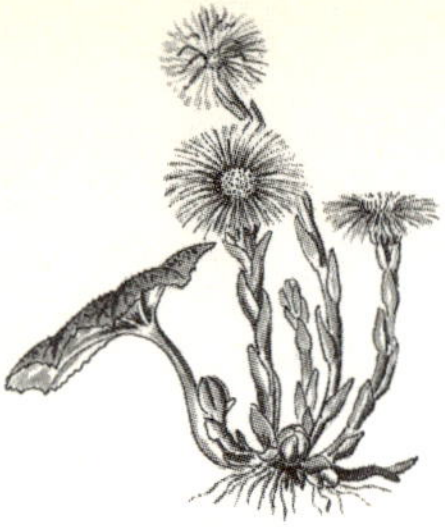

Was, wie und wofür

Anwendungen

Pflanzenauszüge und Extrakte können in vielfältiger Weise für die Pflege des Körpers eingesetzt werden. Für welche Anwendung man sich entscheidet, hängt unter anderem davon ab, wieviel Zeit man gerade zur Verfügung hat. Einige Anwendungen sind etwas zeitaufwendig, andere, z.B. Gesichtsmassagen mit einem aufgeschnittenen Apfel, erledigen sich sozusagen ganz nebenbei beim Verzehr dieser Frucht. Eines gilt jedoch für alle Pflegemaßnahmen mit Pflanzen: es sind keine »Blitzkuren«. Erfolg zeigt sich erst bei regelmäßiger, dauerhafter Durchführung.

Kompresse

Warme und heiße Kompressen regen die Durchblutung an und durchfeuchten die Haut. Auf diese Weise werden die Wirkstoffe aus den Pflanzenextrakten von der Haut gut und rasch aufgenommen. Bevor man eine Kompresse auf Gesicht, Hals oder Dekolleté auflegt, sollte man die Hautpartien gründlich reinigen. Als Kompresse eignet sich ein weiches, saugfähiges Tuch, etwa ein Mull- oder ein kleines Frotteetuch. Es wird in dem warmen bis heißen Pflanzensud gut durchtränkt, leicht ausgewrungen und auf das Gesicht aufgelegt. Ist die Kompresse abgekühlt, wird sie erneut durchfeuchtet. Bei empfindlicher Haut sollte man sie allerdings nur lauwarm anwenden.

Maske

Eine Gesichtsmaske fördert die Durchblutung der Haut, wirkt belebend und straffend. Darüber hinaus reinigt sie die Haut, denn Hornschüppchen und Schmutz werden gründlich abgeschilfert. Zur Herstellung einer Maske benötigt man eine Grundsubstanz. Dies kann sein: Honig, Öl, Eiweiß, Sahne, Joghurt, Quark oder Heilerde und Agar-Agar aus der Apotheke. Mit einer oder mehreren dieser Zutaten werden die Pflanzenzubereitungen zu einem cremigen Brei verrührt und dieser auf das vorher gereinigte Gesicht aufgetragen. Die empfindlichen Hautpartien um die Augen bleiben frei. Die Maske läßt man auf der Haut bis sie getrocknet ist, in der Regel etwa eine halbe Stunde. Dann wird sie mit viel warmem Wasser abgewaschen und das Gesicht anschließend mit kaltem Wasser erfrischt. Nach dieser Anwendung muß die Haut Wärme abgeben können, deshalb verwendet man direkt nach einer Maske erst einmal keine Creme.

Anwendungen

Für die Gesichtskompresse ein Tuch in den dampfenden Kräutersud eintauchen, auswringen und auf das Gesicht legen.

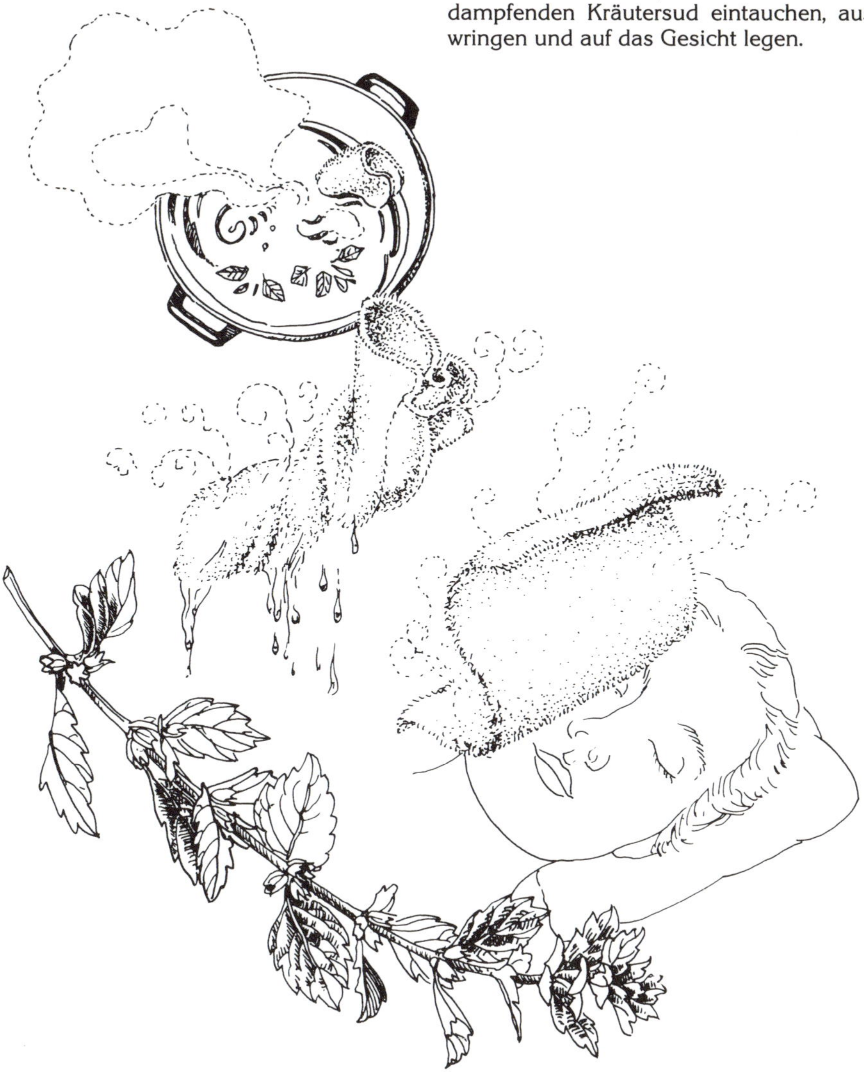

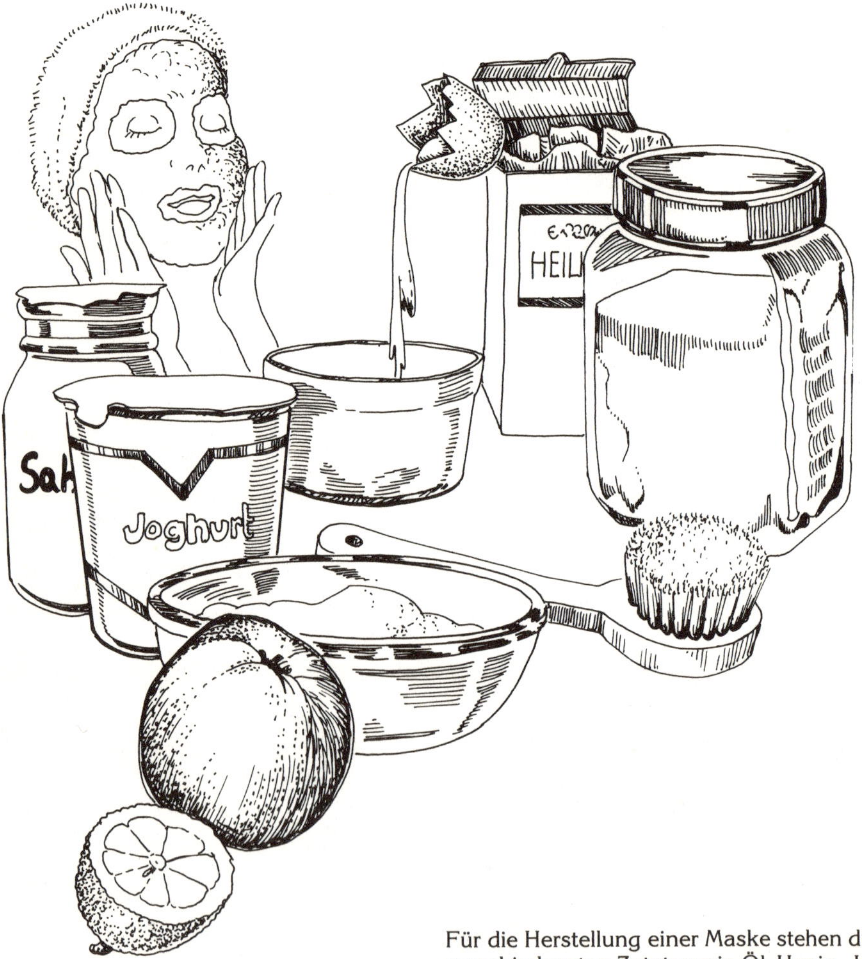

Für die Herstellung einer Maske stehen die verschiedensten Zutaten wie Öl, Honig, Joghurt zur Verfügung. Beim Auftragen des Maskenbreies Augen aussparen.

Von Haut und Haaren

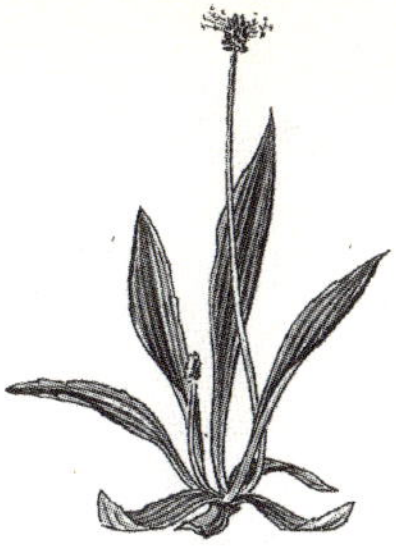

Packung

Eine Packung wirkt beruhigend und ist insgesamt für die Haut schonender als die Maske. Zur Herstellung der Packungsmasse können die gleichen Grundsubstanzen verwendet werden wie bei der Maske. Die Packung trocknet nicht auf der Haut, sondern bleibt luftdurchlässig, man kann sie in der Regel eine halbe Stunde auf Gesicht, Hals oder Dekolleté einwirken lassen. Anschließend wird sie mit warmem Wasser abgewaschen und das Gesicht kalt nachgespült. Auch nach einer Packung sollte die Haut eine Weile »atmen« können, bevor man wieder Creme benutzt.

Gesichtswasser

Als Nachreinigung für die tägliche Hautpflege eignet sich ein Gesichtswasser oder für den Körper ein Tonikum (auch dann, wenn die Zeit für eine aufwendige Pflege einmal nicht reicht). Sie erfrischen, regulieren den Säurehaushalt und regen die Hautfunktionen an. Kräftigend auf Kopfhaut und Haar wirken Massagen mit Haarwässern.

Von Haut und Haaren

Welche Pflanzen sich für die Pflege der Haut eignen, hängt von der jeweiligen Hautbeschaffenheit ab.
Bei der **fetten** Haut produzieren die Talgdrüsen zu viel Fett. Kann der Talg nicht abfließen, werden die Hautporen verstopft, und es bilden sich Mitesser und Pickel. Die Haut wirkt unrein. Besonders ausgeprägt ist dies bei großporiger Haut. Fette Haut wird in der Regel schlecht durchblutet.
Die **trockene** Haut zeichnet sich durch eine zu geringe Talgproduktion aus. Sie reagiert sehr empfindlich, denn es fehlt ihr an Fett und Feuchtigkeit. Trockene Haut wirkt leicht schuppig.
Die **alternde** und **müde** Haut entspricht dem trockenen Hauttyp. Im Alter läßt die Talgproduktion nach, und der Feuchtigkeitsgehalt nimmt ab. Die Haut erschlafft.
Die **normale** Haut ist, wie der Name verrät, nicht zu fett und nicht zu trocken, feinporig und klar. Sie wirkt glatt und rosig, reagiert nicht sehr empfindlich und ist recht leicht zu pflegen.
Für die Haare gilt entsprechendes, denn sie werden über die Kopfhaut versorgt. Haare können also, bedingt durch die Talgproduktion der Kopfhaut, schnell nachfetten oder im anderen Fall trocken und spröde sein. Zusätzlich gibt es noch die verschiedensten Abstufungen vom feinen bis hin zum kräftigen, dicken Haar.

Die Wirkung der Pflanzen

Viele Pflanzen, die in der Körperpflege Anwendung finden, haben als Heilkräuter in der Naturheilkunde einen festen Platz. Sie besitzen verschiedenartige Inhaltsstoffe, die entweder als Einzelkom-

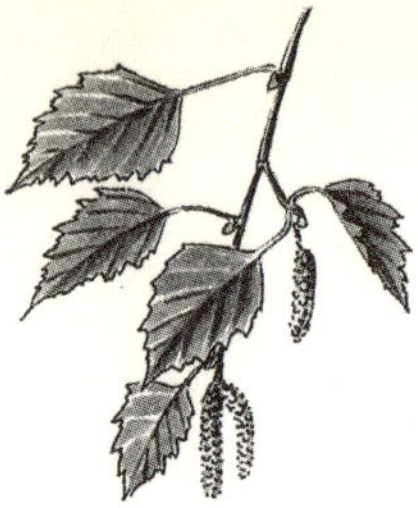

Was, wie und wofür

ponenten oder in Kombination auf Organe und Gewebe einwirken. Da unsere Haut nichts anderes ist als unser größtes Körperorgan, rufen diese Wirkstoffe auch hier ganz bestimmte Reaktionen hervor.

Ätherische Öle sind leicht flüchtig. Sie sorgen für den intensiven, aromatischen Duft der Pflanzen und wirken mit Sicherheit über den Geruchssinn harmonisierend auf Geist und Seele und beeinflussen auf diese Weise unser körperliches Wohlbefinden. Ihre Wirkung ist je nach chemischer Zusammensetzung recht vielfältig: entzündungshemmend, keimtötend, beruhigend bei fetter, unreiner und bei entzündeter, gereizter und empfindlicher Haut.

Gerbstoffe sind wasserlösliche Verbindungen, die, wie der Name verrät, gerbend auf die Haut wirken. Das heißt, sie wirken porenverengend, zusammenziehend (adstringierend) und außerdem keimtötend. Gerbstoffhaltige Pflanzen eignen sich zur Pflege großporiger, fetter und unreiner Haut.

Schleimstoffe quellen in Wasser auf und bilden auf der Haut einen schützenden Film. Sie wirken entzündungshemmend und werden bei empfindlicher, gereizter und trockener Haut angewendet.

Glykoside sind hochwirksame Substanzen. In manchen ist Schwefel gebunden, der stark keimtötend und klärend wirkt. Glykoside finden Anwendung bei entzündeter Haut, bei Pickeln und Mitessern.

Kieselsäure ist als Wirkstoff im Schachtelhalm enthalten. Diese Substanz wirkt durchblutungsfördernd und gewebefestigend und wird entsprechend bei müder, alternder, aber auch bei fetter Haut eingesetzt.

Organische Säuren sind überwiegend in Früchten vorhanden (Apfel, Pfirsich, Himbeeren). Sie wirken bei allen Hauttypen erfrischend und belebend.

Allgemein verbindliche Ratschläge für die Anwendung dieser oder jener Pflanze gibt es leider nicht. Körperpflege von Kopf bis Fuß ist sehr individuell. Was der eine als außerordentlich wohltuend empfindet, kann für einen anderen ausgesprochen unverträglich sein oder, im schlimmsten Fall, sogar eine Hautallergie auslösen.

Bevor man ein Rezept ausprobiert, sollte man es auf jeden Fall zuerst einmal mit einer kleinen Menge auf seine Hautverträglichkeit prüfen. Bei Bedarf können dann die Anwendungszeiten verkürzt oder die Dosierung an das persönliche Bedürfnis angepaßt werden.

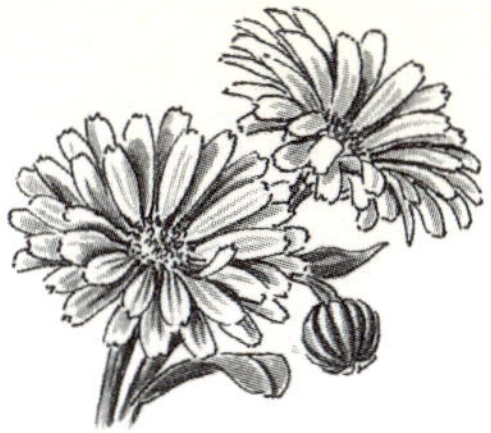

Von Kopf bis Fuß – Rezepte

Die Mengenangaben beziehen sich, soweit nicht anders vermerkt, auf getrocknete Pflanzen. Es entspricht: 1 Handvoll etwa 2 gehäuften Eßlöffeln (EL) und $\frac{1}{4}$ Liter (l) Flüssigkeit einer randvoll gefüllten mittelgroßen Tasse.

Pflege des Gesichtes und des Dekolletés

Pflanzen bei fetter und unreiner Haut

Birke *Betula pendula*
Pflanzenteil: Blätter.
❀ Kompresse
1 Handvoll Birkenblätter in $\frac{1}{4}$ l kochendem Wasser 10 Minuten ziehen lassen, filtern. Ein Tuch eintauchen, auswringen und auf das gereinigte Gesicht auflegen.
Wirkung: desinfizierend.

Brunnenkresse *Nasturtium officinale*
Pflanzenteil: Kraut.
❀ Kompresse
1 Handvoll frische Brunnenkresse in $\frac{1}{4}$ l kochendem Wasser 10 Minuten ziehen lassen, filtern. Ein saugfähiges Tuch eintauchen, auswringen und auf das gereinigte Gesicht oder Dekolleté 15 bis 30 Minuten auflegen.
❀ Gesichtswasser
Einen Wattebausch mit frischem Brunnenkressesaft tränken und damit unreine Hautpartien abtupfen.
Wirkung: reinigend, klärend.

Eibisch *Althaea officinalis*
Pflanzenteil: Wurzel.
❀ Maske
1 EL Bienenhonig in 3 EL heißem Wasser auflösen und 2 EL fein gemahlene Eibischwurzel einrühren. Den Brei auf das gereinigte Gesicht oder Dekolleté auftragen, 30 Minuten einwirken lassen, mit warmem Wasser abwaschen und kalt nachspülen.
Wirkung: reizlindernd, entzündungshemmend.

Himbeere *Rubus idaeus*
Pflanzenteil: Blätter, Früchte.
❀ Kompresse
2 Handvoll Himbeerblätter mit 1 Tasse heißem Wasser übergießen, abkühlen lassen, ein saugfähiges Tuch eintauchen, auswringen und auf das gereinigte Gesicht und Dekolleté auflegen.
Wirkung: zusammenziehend.
❀ Maske
Einige Himbeeren zerdrücken, mit Heilerde zu einem dicken Brei verrühren. Dieser wird auf das gereinigte Gesicht aufgetragen. 15 Minuten einwirken lassen, warm abwaschen und kalt nachspülen.
Wirkung: klärend.

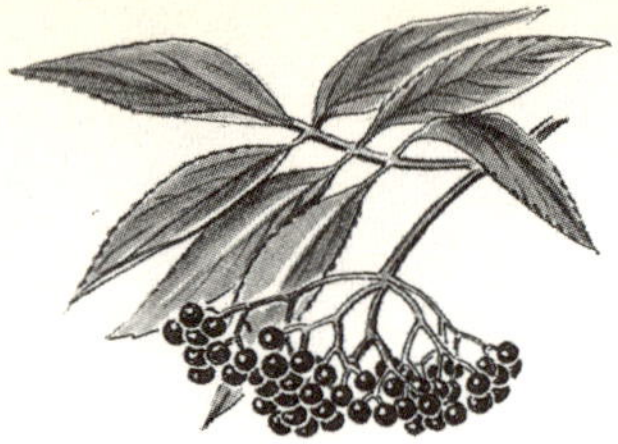

Rezepte

Holunder *Sambucus nigra*
Pflanzenteil: Blüten.
❀ Gesichtswasser
500 g Holunderblüten mit kochendem Wasser übergießen, zugedeckt 24 Stunden stehen lassen, dann filtern. Den Saft einer Zitrone zugeben und täglich damit die Haut abtupfen.
Wirkung: reinigend.

Johanniskraut *Hypericum perforatum*
Pflanzenteil: Kraut.
❀ Kompresse
1 Handvoll Johanniskraut mit ¼ l kochendem Wasser übergießen, 15 Minuten ziehen lassen und abfiltern. Ein Tuch darin tränken, auswringen und auf das gereinigte Gesicht auflegen.
Wirkung: erfrischend, durchblutungsfördernd, klärend.
Vorsicht bei Sonnenbestrahlung kurz nach der Anwendung! Kann zu starker Hautrötung führen.

Lavendel *Lavandula angustifolia*
Pflanzenteil: Blüten.
❀ Gesichtswasser
5 g getrocknete Lavendelblüten mit 50 ml Obstessig und 150 ml abgekochtem Wasser mischen, gut verschlossen an einem warmen Platz eine Woche ziehen lassen, dann filtern. 50 ml Hamameliswasser (aus der Apotheke) zugeben und in einer dicht schließenden Flasche dunkel aufbewahren. Mit einem getränkten Wattebausch das Gesicht leicht abreiben.
Wirkung: entzündungshemmend, belebend.

Lein *Linum usitatissimum*
Pflanzenteil: Samen.
❀ Packung
2 EL geschrotete Leinsamen mit 3 EL heißem Wasser anrühren, möglichst warm auf Gesicht und Dekolleté auftragen, mit einem nicht zu heißen, feuchten Tuch bedecken. 15 Minuten einwirken lassen, warm abwaschen und kalt nachspülen.
Wirkung: entzündungshemmend, reinigend.

Ringelblume *Calendula officinalis*
Pflanzenteil: Blüten.
❀ Kompresse
2 EL getrocknete Ringelblumenblüten mit ¼ l kochendem Wasser überbrühen, etwas abkühlen lassen und filtern. Ein saugfähiges Tuch tränken, auswringen und auf das gereinigte Gesicht auflegen.
Wirkung: entzündungshemmend.

Thymian *Thymus vulgaris*
Pflanzenteil: Kraut.
❀ Kompresse
Einen Aufguß aus 2 EL getrocknetem Thymian in ¼ l kochendem Wasser zugedeckt 30 Minuten ziehen lassen, dann filtern. Ein Tuch darin durchfeuchten, auswringen und auf das Gesicht auflegen.
Wirkung: reinigend, desinfizierend.

Pflanzen bei unreiner, großporiger Haut

Brombeere *Rubus fruticosus*
Pflanzenteil: Blätter.

Gesicht und Dekolleté

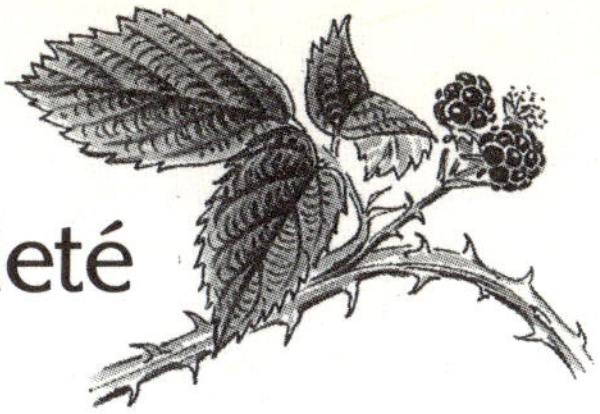

❀ Kompresse
1 Handvoll Brombeerblätter in $\frac{1}{4}$ l kochendem Wasser 15 Minuten ziehen lassen, abfiltern. Ein saugfähiges Tuch eintauchen, etwas auswringen und auf das gereinigte Gesicht auflegen.
Wirkung: klärend, porenverengend.

Schachtelhalm *Equisetum arvense*
Pflanzenteil: Kraut.
❀ Kompresse
1 Handvoll Schachtelhalmkraut in $\frac{1}{4}$ l heißem Wasser ziehen lassen, nach dem Abkühlen abseihen. Ein Tuch in dem Absud tränken, auswringen und auf das gereinigte Gesicht auflegen.
Wirkung: gewebefestigend, durchblutungsfördernd, porenverengend.

Spitzwegerich *Plantago lanceolata*
Pflanzenteil: Blätter.
❀ Gesichtswasser
Mit $\frac{1}{4}$ l kochendem Wasser 25 g frische Spitzwegerichblätter übergießen und 5 Stunden zugedeckt ziehen lassen. Durch ein Tuch abseihen, die Blätter dabei kräftig auspressen und in einer Flasche aufbewahren. Mit einem Wattebausch das Gesicht abtupfen.
❀ Kompresse
1 Handvoll Spitzwegerichblätter in $\frac{1}{4}$ l kochendem Wasser ziehen und abkühlen lassen, dann filtern. Ein Tuch tränken, auswringen und auf das gereinigte Gesicht auflegen.
Wirkung: zusammenziehend, entzündungshemmend.

Virginische Zaubernuß
Hamamelis mollis
Pflanzenteil: Blätter.
❀ Kompresse
1 Handvoll Hamamelisblätter mit $\frac{1}{4}$ l kochendem Wasser überbrühen, abkühlen lassen und filtern. Ein saugfähiges Tuch anfeuchten, auswringen und auf das gereinigte Gesicht legen.
Wirkung: entzündungshemmend, zusammenziehend, durchblutungsfördernd.

Pflanzen bei unreiner Haut mit Pickeln, Mitessern und Neigung zu Akne

Alant *Inula helenium*
Pflanzenteil: Wurzel.
❀ Gesichtswasser
2 EL zerkleinerte Alantwurzel 10 Minuten in $\frac{1}{4}$ l Wasser kochen und 1 Stunde ziehen lassen, dann abseihen. Täglich mehrmals das Gesicht damit abtupfen.
Wirkung: entzündungshemmend, desinfizierend.

Kamille *Matricaria chamomilla*
Pflanzenteil: Blüten.
❀ Kompresse
1 Handvoll getrocknete Kamillenblüten mit $\frac{1}{4}$ l kochendem Wasser überbrühen, etwas abkühlen lassen und abfiltern. Den Absud für die Kompresse noch einmal kurz erhitzen, ein Tuch tränken, auswringen und auf das gereinigte Gesicht auflegen.
Wirkung: entzündungshemmend, beruhigend, desinfizierend.
Vorsicht bei Neigung zu Allergien!

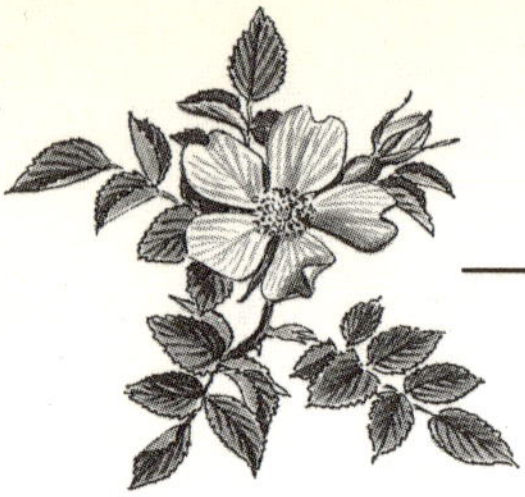

Rezepte

Karotte *Daucus carota*
Pflanzenteil: Wurzel.
❀ Maske
1 Karotte entsaften, 1 TL des Saftes mit 1 Eiweiß und 2 EL Weizenmehl anrühren und auf das gereinigte Gesicht auftragen. Wenn die Maske angetrocknet ist, mit warmem Wasser waschen und kalt nachspülen.
Wirkung: glättend.

Kartoffel *Solanum tuberosum*
Pflanzenteil: Knolle.
Eine rohe Kartoffel in Scheiben schneiden und das gereinigte Gesicht damit einreiben.
Wirkung: klärend bei Mitessern.

Petersilie *Petroselinum crispum*
Pflanzenteil: Kraut.
Mit frischem Petersilienpreßsaft unreine Hautpartien und Pickel betupfen.
❀ Gesichtswasser
2 EL kleingeschnittene, frische Petersilie mit 1 Tasse heißem Pfefferminztee überbrühen, zugedeckt 30 Minuten ziehen lassen. Abfiltern und in eine Flasche füllen. Nach der Reinigung das Gesicht mit diesem Aufguß abspülen.
Wirkung: klärend, entzündungshemmend, durchblutungsfördernd.

Salbei *Salvia officinalis*
Pflanzenteil: Kraut.
❀ Kompresse
Einen Aufguß aus 1 TL Salbeikraut und $\frac{1}{4}$ l Wasser herstellen, zugedeckt 10 Minuten ziehen lassen und filtern.
Ein saugfähiges Tuch eintauchen und dieses auf das gereinigte Gesicht auflegen.
Wirkung: zusammenziehend, entzündungshemmend.

Schachtelhalm *Equisetum arvense*
Pflanzenteil: Kraut.
❀ Gesichtswasser
Je 1 Handvoll getrocknetes Schachtelhalmkraut und Rosenblütenblätter mit $\frac{1}{4}$ l kochendem Wasser überbrühen, 30 Minuten ziehen lassen, dann abfiltern. Mit diesem Kräuterwasser Pickel regelmäßig betupfen.
Wirkung: durchblutungsfördernd, entzündungshemmend, porenverengend.

Schafgarbe *Achillea millefolium*
Pflanzenteil: Blätter.
❀ Packung
Frische Schafgarbenblätter kleinschneiden und mit Wasser etwa 10 Minuten lang zu einem dicken Brei einkochen. Diesen in ein Mulltuch einschlagen und 15 Minuten auf das gereinigte Gesicht auflegen. Danach mit warmem Wasser nachspülen.
Wirkung: entzündungshemmend.
Vorsicht bei Neigung zu Allergien!

Pflanzen bei trockener und empfindlicher, zu Entzündungen neigender Haut, manchmal mit roten Äderchen

Beinwell *Symphytum officinale*
Pflanzenteil: Wurzel.
❀ Kompresse
1 EL Beinwellwurzel in $\frac{1}{4}$ l Wasser aufkochen, 15 Minuten ziehen lassen und

Gesicht und Dekolleté

Ein Gesichtswasser aus Fenchelwurzeln wirkt glättend und reizmildernd. Kleingeschnittene Wurzeln mit heißem Wasser übergießen und mit dem Sud das Gesicht betupfen.

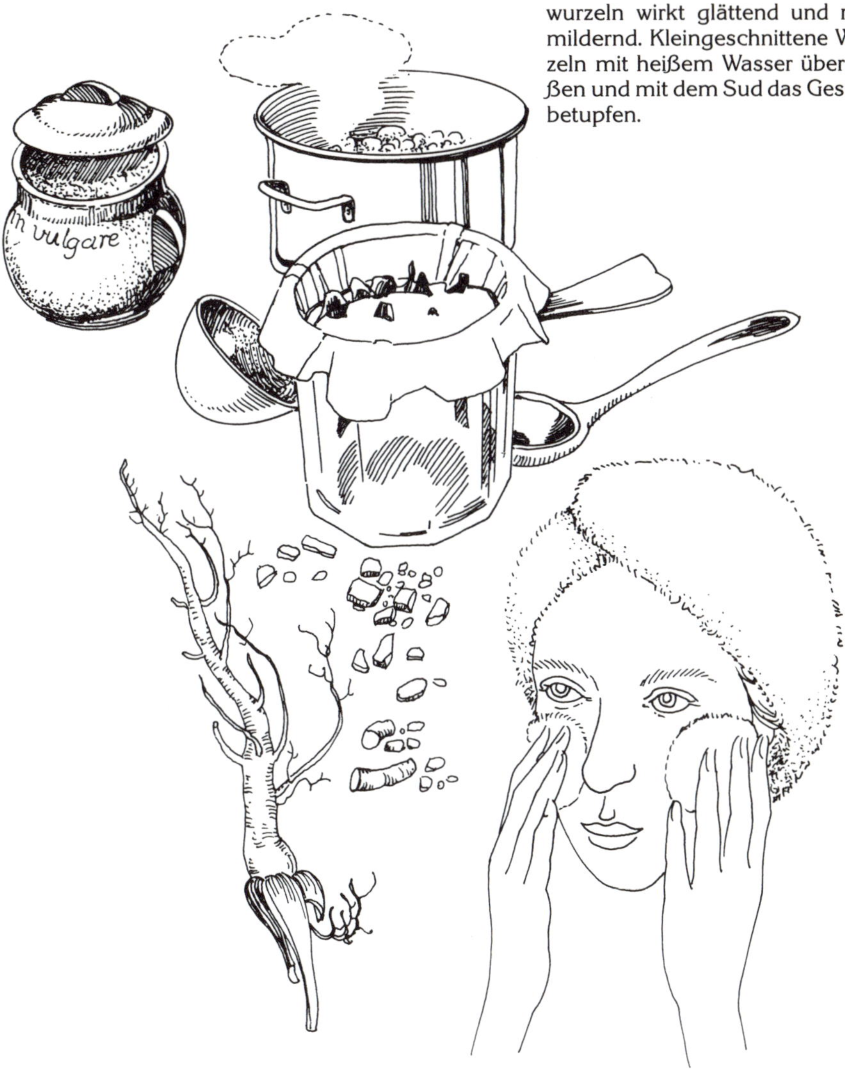

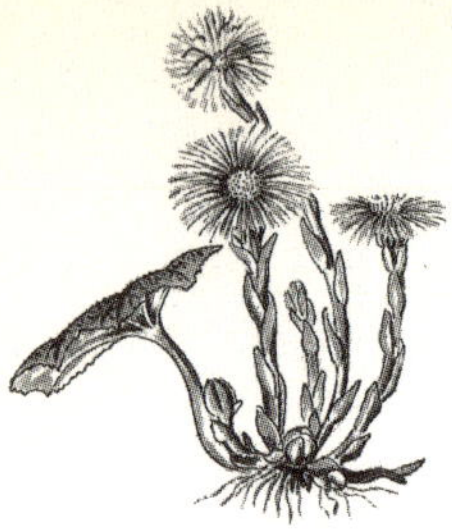

Rezepte

filtern. Ein Tuch darin tränken, etwas auswringen und auf das gereinigte Gesicht auflegen.
Wirkung: entzündungshemmend.

Erdbeere *Fragaria vesca*
Pflanzenteil: Früchte.
❀ Gesichtswasser
Die Haut mit frisch gepreßtem Erdbeersaft abtupfen.
Wirkung: nährend, beruhigend.
Vorsicht! Nicht anwenden bei zu Allergien neigender Haut; Hautausschlag!

Fenchel *Foeniculum vulgare*
Pflanzenteil: Wurzel.
❀ Gesichtswasser
1 Handvoll Fenchelwurzel kleinschneiden, in ¼ l Wasser 10 Minuten kochen, abkühlen lassen und filtrieren. Das Gesicht damit abtupfen.
Wirkung: glättend, reizmildernd.

Himbeere *Rubus idaeus*
Pflanzenteil: Früchte.
❀ Packung
1 Handvoll frisch zerdrückter Himbeeren mit 1 TL Bienenhonig und etwas süßer Sahne verrühren. Den Brei auf das gereinigte Gesicht auftragen und mit einem feuchten Tuch bedecken. Nach 15 Minuten mit warmem Wasser abwaschen.
Wirkung: nährend, glättend.

Huflattich *Tussilago farfara*
Pflanzenteil: Blätter.
❀ Kompresse
In ¼ l kochendem Wasser 3 EL frische Huflattichblätter ziehen lassen, abfiltrieren. In dem lauwarmen Aufguß ein Tuch durchfeuchten, auswringen und auf das Gesicht auflegen.
Wirkung: entzündungshemmend, zusammenziehend.

Karotte *Daucus carota*
Pflanzenteil: Wurzel.
❀ Packung
Eine Karotte sehr fein reiben, mit 1 TL Bienenhonig und etwas süßer Sahne verrühren und auf das gereinigte Gesicht auftragen. Nach 15 Minuten mit warmem Wasser abwaschen und kalt nachspülen.
Wirkung: belebend.

Malve *Malva sylvestris*
Pflanzenteil: Blüten.
❀ Kompresse
1 Handvoll Malvenblüten in ¼ l kochendem Wasser 10 Minuten ziehen lassen, filtern und 1 EL Bienenhonig einrühren. Ein saugfähiges Tuch darin durchfeuchten, auswringen und auf das gereinigte Gesicht legen, 20 bis 30 Minuten einwirken lassen.

Seite 55:
Oben: Rosmarin (*Rosmarinus officinalis*), auch in der Kräuterküche vielseitig einsetzbar.
Unten: Einst bei den Germanen der Göttin Holla geweiht: der Schwarze Holunder (*Sambucus nigra*).

Seite 56:
Die Brennessel (*Urtica dioica*) sollte nicht ganz aus unseren Gärten verschwinden.

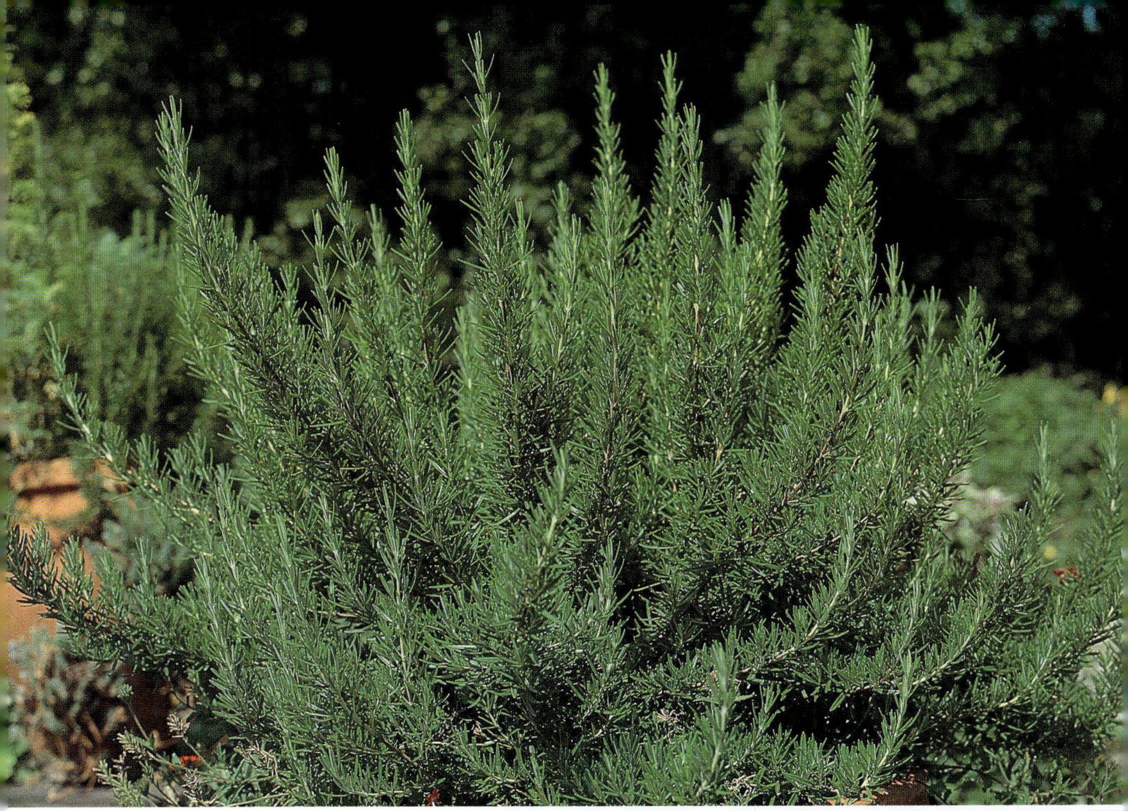

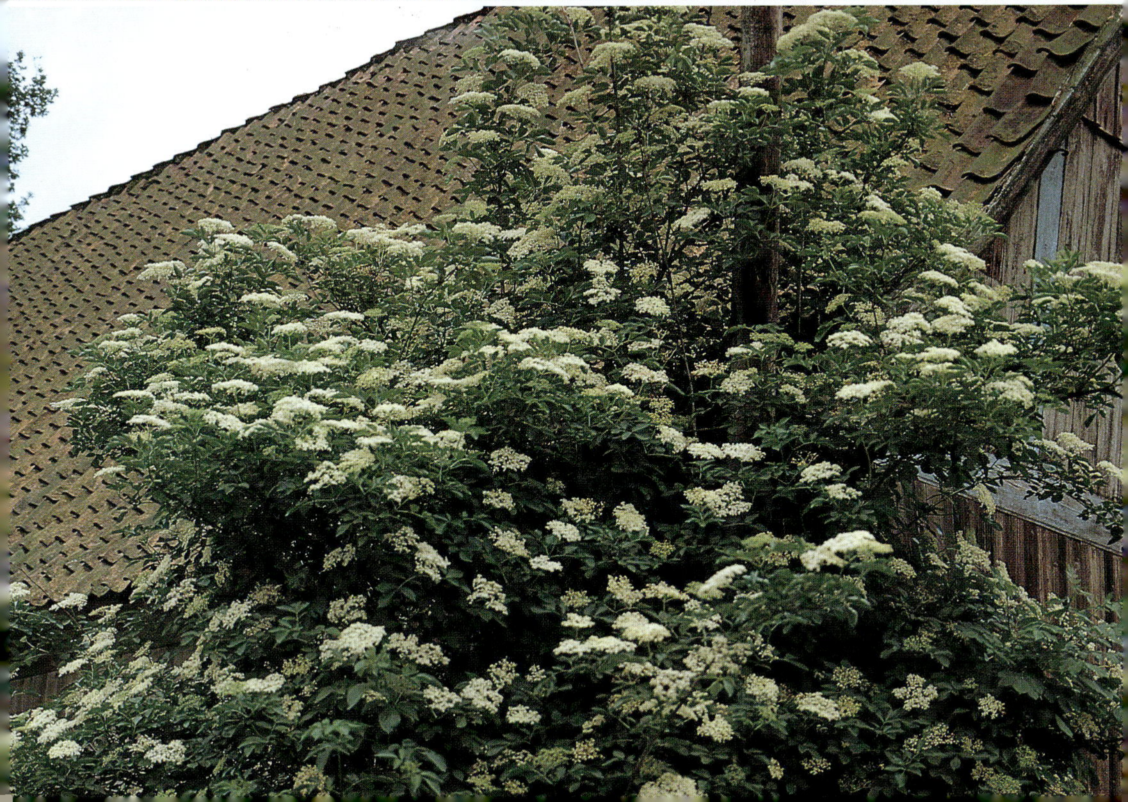

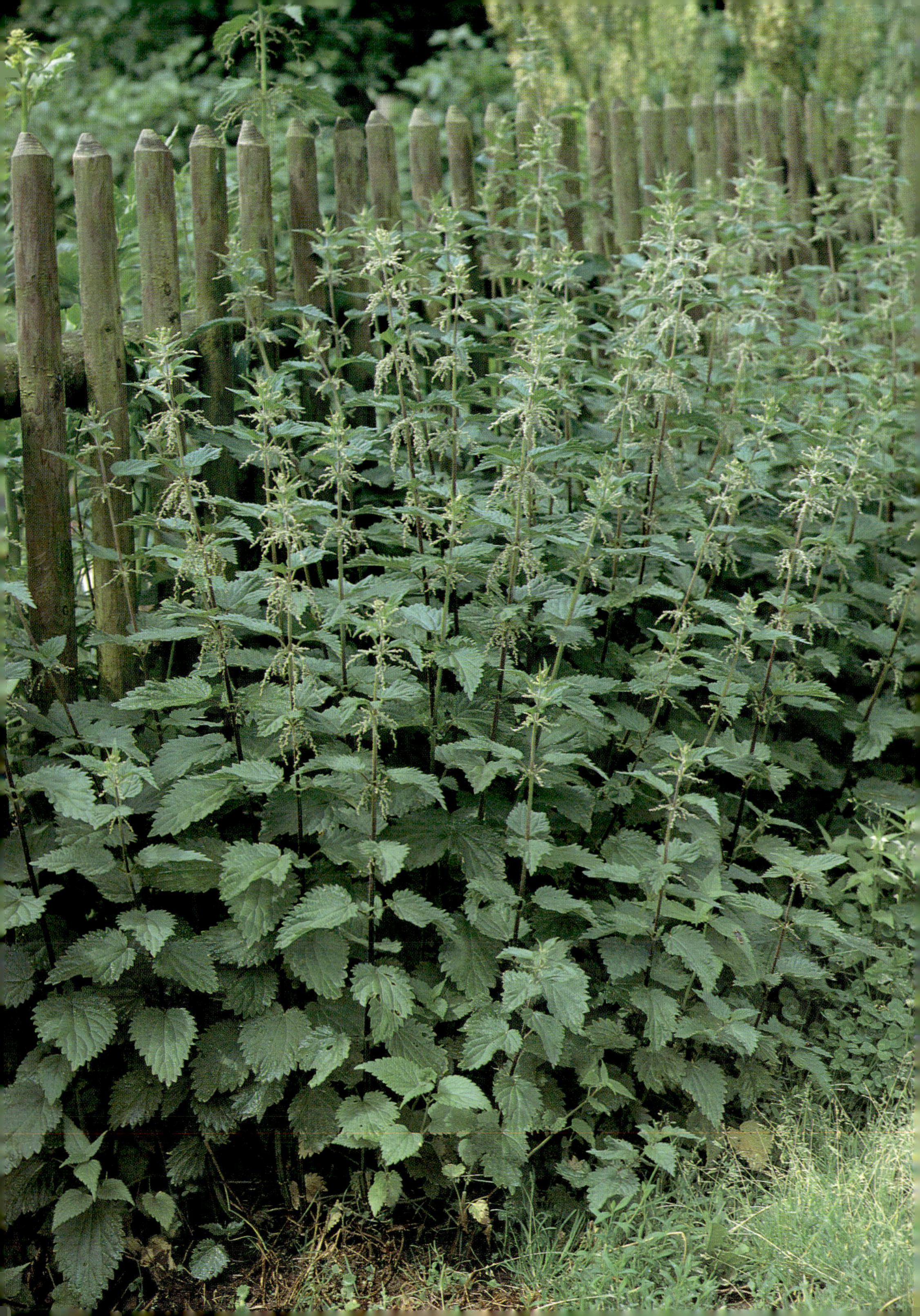

Gesicht und Dekolleté

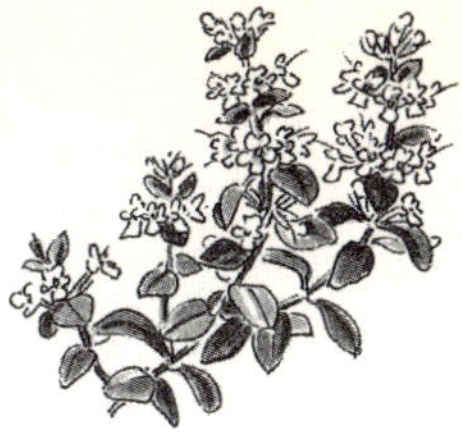

Wirkung: gefäßverengend, leicht entzündungshemmend, beruhigend.

Petersilie *Petroselinum crispum*
Pflanzenteil: Kraut.
Petersilie fein hacken, etwa 2mal pro Woche auf rote Äderchen der Wange auftragen und 15 Minuten einwirken lassen. Mit warmem Wasser nachspülen.
Wirkung: durchblutungsregulierend, entzündungshemmend.

Pfirsich *Prunus persica*
Pflanzenteil: Früchte.
❀ Maske
1 Pfirsich in etwas Olivenöl (Weizenkeimöl) zerdrücken, den Brei auf das gereinigte Gesicht auftragen. Nach 15 Minuten mit warmem Wasser abspülen.
Wirkung: erfrischend, glättend.

Weißdorn *Crataegus monogyna*
Pflanzenteil: Blätter, Blüten.
❀ Lotion
1 Handvoll getrocknete Weißdornblüten und -blätter mit kochendem Wasser gerade bedecken, 15 Minuten ziehen lassen und filtern. 1 EL Honig unterrühren. Das Gesicht mit diesem Tonikum einreiben.
Wirkung: beruhigend, durchblutungsfördernd.

Pflanzen bei müder, strapazierter und alternder Haut

Apfel *Malus domestica*
Pflanzenteil: Früchte.
❀ Massage
1 Apfel halbieren, mit der Schnittfläche Gesicht, Hals und Dekolleté mit kreisenden Bewegungen leicht massieren.
Wirkung: erfrischend.
❀ Gesichtspackung
1 Apfel fein reiben, mit 1 EL süßer Sahne oder 1 TL Bienenhonig verrühren. Auf das gereinigte Gesicht auftragen und nach 30 Minuten lauwarm abspülen.
Wirkung: nährend, erfrischend.

Birne *Pyrus communis*
Pflanzenteil: Früchte.
❀ Massage
1 Birne halbieren und mit der Schnittfläche das Gesicht sanft einreiben.
❀ Packung
1 mürbe Birne zerdrücken, auf das gereinigte Gesicht auftragen, nach 15 Minuten warm abwaschen.
Wirkung: erfrischend, feuchtigkeitsspendend.

Bohne *Phaseolus vulgaris* u. a.
Pflanzenteil: Samen.
❀ Packung
1 Tasse weiße Bohnen weich kochen und durch ein Sieb drücken. Mit 1 EL Olivenöl (Weizenkeimöl), 1 EL Zitronensaft und 1 EL Bienenhonig verrühren. Den warmen Brei auf das gereinigte Gesicht auftragen und 15 Minuten einwirken lassen, danach warm abwaschen und kalt nachspülen.
Wirkung: straffend, belebend.

Gurke *Cucumis sativus*
Pflanzenteil: Früchte.

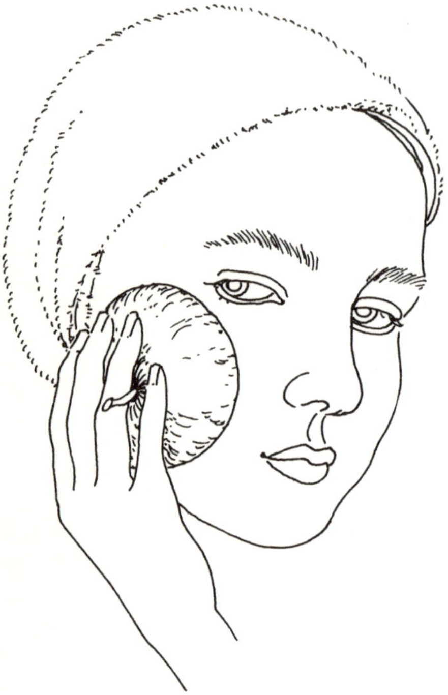

Ein aufgeschnittener Apfel erfrischt und belebt das Gesicht.

❀ Maske
2 EL frisch gepreßten Gurkensaft mit ½ Becher Joghurt und etwas Weizenstärke zu einem Brei verrühren und diesen dick auf das gereinigte Gesicht auftragen. Ist die Maske getrocknet, mit warmem Wasser abwaschen.
Wirkung: straffend, erfrischend.

Pflanzen bei normaler Haut

Gurke *Cucumis sativus*
Pflanzenteil: Früchte.
❀ Massage
Mit Gurkenscheiben oder Gurkenschalen das Gesicht mit kreisenden Bewegungen massieren.
❀ Gesichtswasser
Gurke fein reiben und durch ein Tuch fest auspressen. Mit dem Gurkensaft das Gesicht betupfen.
❀ Packung
1 Stück Gurke fein reiben, 2 EL davon mit 1 EL Quark vermischen und auf das gereinigte Gesicht auftragen. Nach 15 Minuten warm abspülen.
Wirkung: erfrischend, glättend, belebend.

Kopfsalat *Lactuca sativa*
Pflanzenteil: Blätter.
❀ Packung
Salatblätter waschen, in Olivenöl (Weizenkeimöl) tauchen und mit Zitronensaft beträufeln. Die Blätter auf das gereinigte Gesicht legen und mit einem feucht-warmen Tuch bedecken. 30 Minuten einwirken lassen.
Wirkung: erfrischend.

Löwenzahn *Taraxacum officinale*
Pflanzenteil: Blätter.
❀ Kompresse
1 Handvoll frische, zerkleinerte Löwenzahnblätter mit ¼ l kochendem Wasser bedecken und 5 Minuten ziehen lassen, dann filtern. Ein Tuch darin tränken,

Gesicht und Dekolleté

In Olivenöl getränkte und mit Zitronensaft beträufelte Salatblätter auf das Gesicht gelegt, haben eine erfrischende Wirkung.

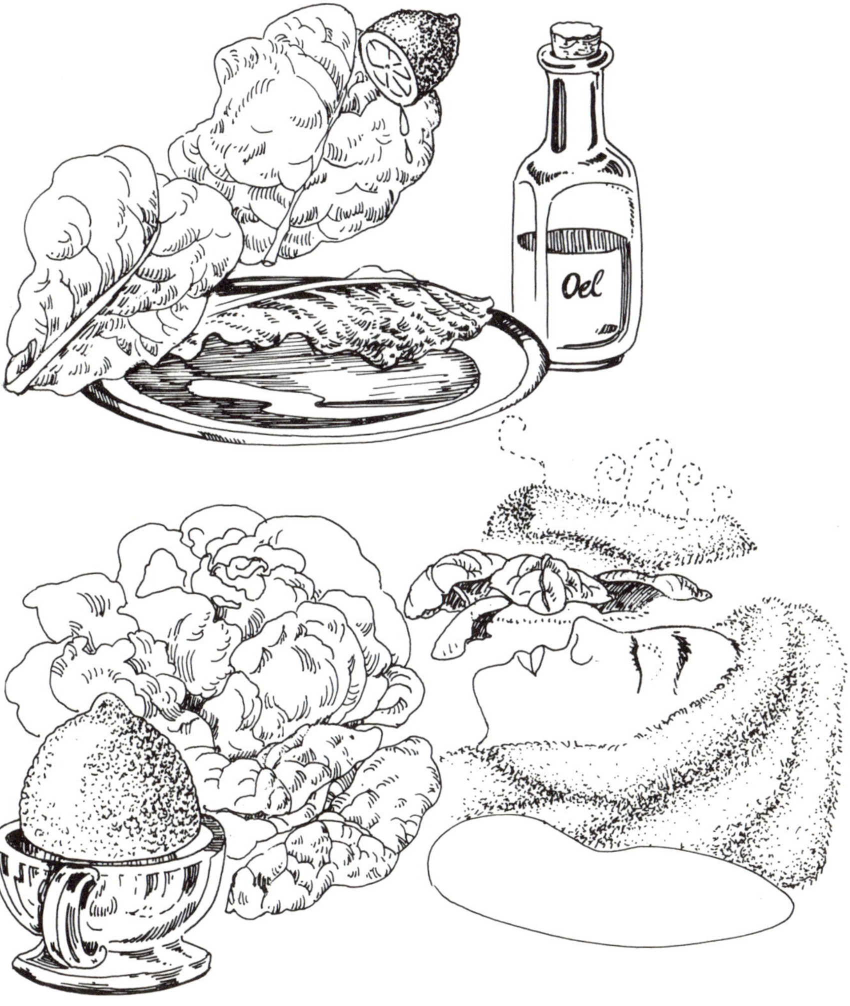

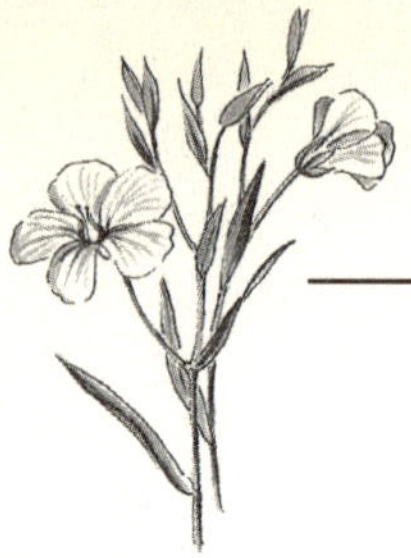

auswringen und so warm wie möglich auf das Gesicht auflegen.
Wirkung: erfrischend.

Pfirsich *Prunus persica*
Pflanzenteil: Früchte.
❀ Packung
1 reifen Pfirsich fein zerdrücken und auf das gereinigte Gesicht auftragen, nach 15 Minuten warm abwaschen.
Wirkung: erfrischend, glättend.

Rose *Rosa canina*
Pflanzenteil: Blütenblätter.
❀ Gesichtswasser
2 Handvoll Rosenblüten mit $\frac{1}{4}$ l destilliertem Wasser übergießen, 2 Tage zugedeckt ziehen lassen, durch ein Tuch abfiltern und dabei die Blütenblätter kräftig auspressen. Das Rosenwasser in einer verschlossenen Flasche kühl aufbewahren. Das Gesicht und Dekolleté damit betupfen.
❀ Kompresse
2 Handvoll Rosenblütenblätter mit $\frac{1}{4}$ l kochendem Wasser übergießen, 10 Minuten ziehen lassen und filtern. Ein Tuch darin tränken, auswringen und auf das Gesicht auflegen.
❀ Maske
1 Handvoll Rosenblüten mit $\frac{1}{4}$ l kochendem Wasser übergießen, zugedeckt 1 Stunde ziehen lassen und filtern. 1 Tasse dieses Rosenwassers leicht erwärmen, 1 TL Agar-Agar (aus der Apotheke) einrühren, bis die Masse eingedickt ist. Auf das gereinigte Gesicht auftragen. Nach dem Erstarren die Maske warm abwaschen.
Wirkung: entspannend, beruhigend, glättend.

Pflege des Halses

Brunnenkresse *Nasturtium officinale*
Pflanzenteil: Blätter.
❀ Halswickel (gegen Halsfalten)
1 Handvoll frische Brunnenkresseblätter in $\frac{1}{2}$ l heißer Milch kurz ziehen lassen, abfiltrieren. Ein saugfähiges Tuch darin tränken, etwas auswringen und fest um den Hals wickeln. Nach dem Abkühlen abnehmen und den Hals eincremen.
Wirkung: glättend.

Hopfen *Humulus lupulus*
Pflanzenteil: Blüten.
❀ Halspackung
50 g Hopfenblüten in einem dicht schließenden Gefäß mit 80 ml Olivenöl übergießen, an einem sonnigen, warmen Platz 4 Wochen stehen lassen. Beim Abfiltrieren die Hopfenblüten fest auspressen. Den Hals mehrmals wöchentlich mit dem Öl einreiben, mit einem Tuch fest umwickeln und einwirken lassen.
Wirkung: nährend, straffend, durchblutungsfördernd.

Petersilie *Petroselinum crispum*
Pflanzenteil: Kraut.
❀ Halswickel
2 Handvoll Petersilie in $\frac{1}{2}$ l heißer Milch etwa 5 Minuten ziehen lassen und filtern. Ein saugfähiges Tuch darin an-

Pflege des Halses

Rosenblüten in einem weithalsigen Gefäß mit destilliertem Wasser übergießen und einige Tage verschlossen stehen lassen. Dann das Rosenwasser durch ein Tuch abfiltrieren und die Blütenblätter kräftig auspressen, in einer etikettierten Flasche kühl aufbewahren.

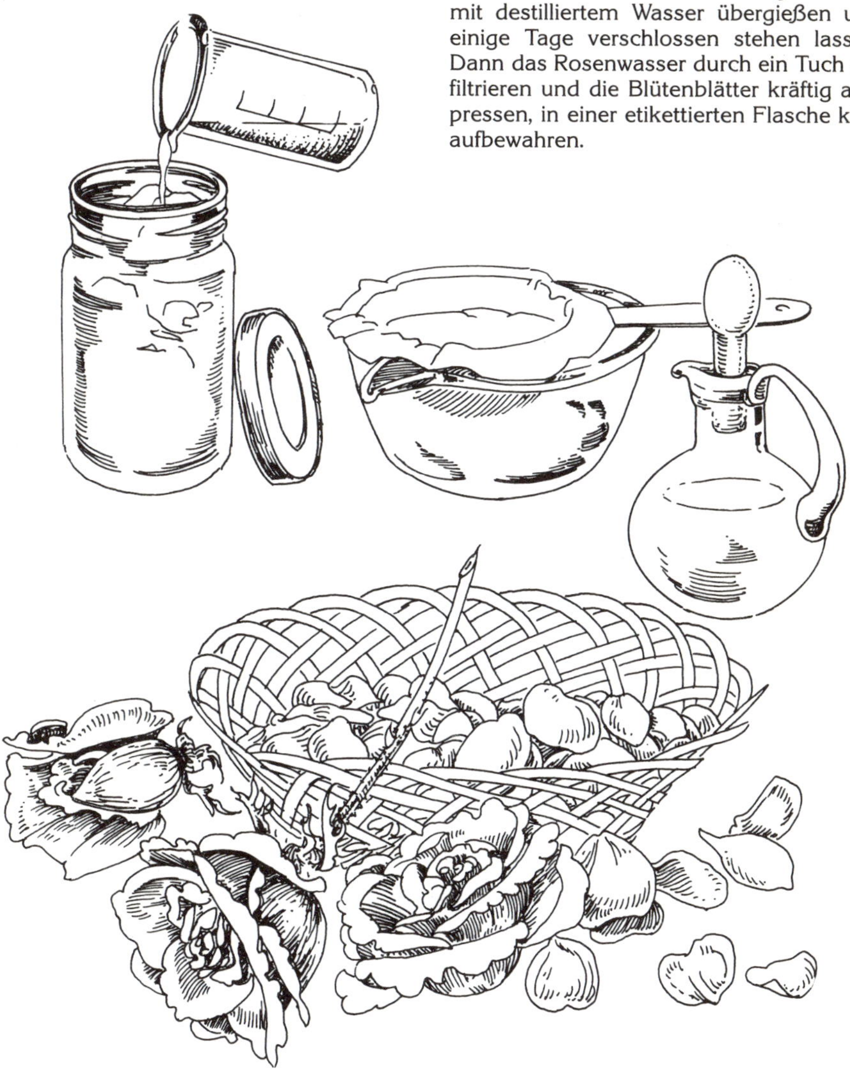

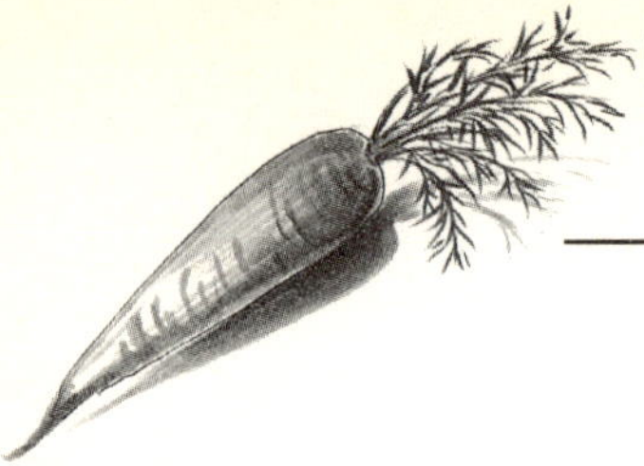

feuchten und den Hals fest umwickeln. Nach dem Abkühlen abnehmen und den Hals eincremen.
Wirkung: glättend.

Rosmarin *Rosmarinus officinalis*
Pflanzenteil: Kraut.
❀ Halswickel
2 Handvoll getrocknetes Rosmarinkraut in ½ l heißer Milch einige Minuten ziehen lassen und filtrieren. Anwendung wie bei Petersilie beschrieben.
Wirkung: leicht gefäßerweiternd, durchblutungsfördernd.

Pflege der Haare

Pflanzen bei normalem Haar

Birke *Betula pendula*
Pflanzenteil: Blätter.
❀ Spülung
Nicht für blondes Haar!
1 EL Birkenblätter mit ¼ l kochendem Wasser übergießen, 15 Minuten ziehen lassen, filtern. Das nasse Haar mit dem Aufguß spülen.
Wirkung: glänzendes, gut frisierbares Haar, haarwuchsfördernd.

Brennessel *Urtica dioica*
Pflanzenteil: Blätter.
❀ Haarwasser
Nicht für blondes Haar!
1 Tasse Wasser und 1 Tasse Obstessig erhitzen, darin 1 kleine Handvoll Brennnesselblätter 10 Minuten kochen, etwas abkühlen lassen und abfiltern. 2 EL Zitronensaft zugeben und in einer Flasche aufbewahren. In die Kopfhaut einmassieren.
Wirkung: kräftigend, haarwuchsfördernd.

Weißdorn *Crataegus monogyna*
Pflanzenteil: Blätter, Blüten.
❀ Spülung
2 EL getrocknete Weißdornblüten und -blätter mit ¼ l kochendem Wasser übergießen und nach dem Abkühlen filtern. Nach dem Waschen als letzten Spülgang verwenden.
❀ Haarwasser
In ¼ l Obstessig 1 Handvoll getrocknete Weißdornblüten in einem geschlossenen Gefäß 3 Tage ziehen lassen und dann filtern, dabei die Blüten fest auspressen und in einer gut schließenden Flasche aufbewahren. Die Kopfhaut regelmäßig damit einreiben.
Wirkung: regulierend bei trockenem und fettem Haar.

Pflanzen bei sprödem, trockenem und stark strapaziertem Haar

Alant *Inula helenium*
Pflanzenteil: Wurzel.
❀ Spülung
Nicht für blondes Haar!
2 EL kleingeschnittene Wurzel in ¼ l Wasser 10 Minuten kochen lassen, nach dem Abkühlen filtern. Regelmäßig nach dem Waschen als letzten Spülgang verwenden.
Wirkung: verbessert die Haarstruktur, kräftigend.

Pflege der Haare

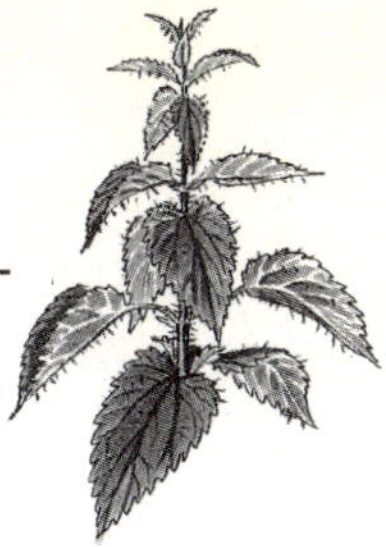

Fenchel *Foeniculum vulgare*
Pflanzenteil: Wurzel.
❀ Spülung
In $\frac{1}{4}$ l Wasser 2 EL zerkleinerte Fenchelwurzel 10 Minuten kochen, etwas abkühlen lassen und beim Abseihen durch ein Tuch die Wurzelstücke gut auspressen. Nach dem Waschen als letzte Spülung verwenden.
Wirkung: kräftigend, verleiht Glanz.

Klette *Arctium lappa*
Pflanzenteil: Wurzel.
Nicht für blondes Haar!
❀ Packung
In einem gut verschließbaren Gefäß 1 Handvoll zerkleinerte Klettenwurzel in $\frac{1}{4}$ l Olivenöl 3 Wochen lang stehen lassen und mehrmals umschütteln. Danach filtern und in eine Flasche abfüllen. Für die Haarpackung etwas erwärmtes Klettenwurzelöl in die Kopfhaut einmassieren und mit einer Haube (Duschhaube) abdecken. Mit einem Handtuch umwickeln, warm halten und 1 Stunde einwirken lassen. Danach das Haar waschen.
❀ Spülung
1 kleine Handvoll Klettenwurzel in $\frac{1}{4}$ l Wasser 15 Minuten kochen, abkühlen lassen und filtern. Als letzte Spülung nach dem Waschen verwenden.
Wirkung: kräftigend, haarwuchsfördernd.

Malve *Malva sylvestris*
Pflanzenteil: Wurzel.
❀ Spülung
Nicht für blondes Haar!
In $\frac{1}{4}$ l Wasser 1 EL zerkleinerte Malvenwurzel 15 Minuten auskochen, abkühlen lassen, abfiltern. Nach dem Waschen als letzte Spülung verwenden.
Wirkung: stärkend, festigend.

Pflanzen bei fettem Haar und Schuppen

Huflattich *Tussilago farfara*
Pflanzenteil: Blätter.
❀ Spülung
Nicht für blondes Haar!
1 EL Huflattichblätter mit $\frac{1}{4}$ l kochendem Wasser übergießen, abkühlen lassen und abfiltrieren. Als letzte Spülung nach dem Waschen verwenden und dabei in die Kopfhaut einmassieren.
Wirkung: regulierend.

Quecke *Agropyron repens*
Pflanzenteil: Wurzel.
❀ Spülung
1 kleine Handvoll zerkleinerte, frische Queckenwurzel in $\frac{1}{4}$ l Wasser 15 Minuten auskochen, filtern. Als letzte Spülung nach dem Waschen verwenden.
Wirkung: reizmildernd.

Rosmarin *Rosmarinus officinalis*
Pflanzenteil: Kraut.
❀ Spülung
Nicht für blondes Haar!
1 Handvoll Rosmarinkraut mit $\frac{1}{4}$ l kochendem Wasser übergießen, 30 Minuten ziehen lassen, filtern. Als letzte Spülung nach dem Waschen anwenden.
Wirkung: haarwuchsfördernd, Talgproduktion regulierend, nachdunkelnd.

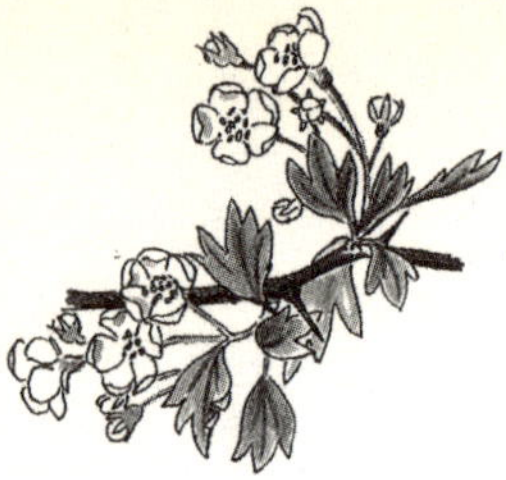

Rezepte

<u>Pflanzen, die das Haar tönen und färben</u>
(**Vorsicht!** Auch die verwendeten Handtücher werden gefärbt!)

Artischocke *Cynara scolymus*
<u>Pflanzenteil:</u> Kraut.
❀ Tönung
Für braunes und dunkelblondes Haar.
2 Handvoll Artischockenkraut mit ½ l kochendem Wasser übergießen, 15 Minuten leicht sieden lassen und filtern. In das gewaschene und ausgespülte Haar einmassieren.
<u>Wirkung:</u> erzeugt einen glänzenden Braunton.

Kamille *Matricaria chamomilla*
<u>Pflanzenteil:</u> Blüten.
❀ Tönung
Für blondes Haar.
3 Handvoll Kamillenblüten mit ¼ l kochendem Wasser übergießen und 1 Stunde ziehen lassen. Den Saft einer halben Zitrone zugeben und filtern. Als letzte Spülung nach dem Waschen verwenden.
<u>Wirkung:</u> aufhellend, festigend.

Kornblume *Centaurea cyanus*
<u>Pflanzenteil:</u> Blüten.
❀ Tönung
Für graues Haar.
2 Handvoll getrocknete Kornblumen mit ¼ l kochendem Wasser übergießen, zugedeckt 3 Stunden ziehen lassen und filtern. Nach der Haarwäsche in das handtuchtrockene Haar einmassieren.
<u>Wirkung:</u> erzeugt Glanz und leicht bläulichen Schimmer.

Rhabarber *Rheum rhabarbarum*
<u>Pflanzenteil:</u> Wurzel.
Nur für blondes Haar!
❀ Spülung
In ¼ l Wasser 1 kleine Handvoll zerkleinerte Rhabarberwurzel 15 Minuten kochen lassen und nach dem Abkühlen filtern. Als letzte Spülung nach dem Waschen verwenden.
<u>Wirkung:</u> aufhellend.
❀ Tönung
Aus 3 Handvoll fein gemahlener Rhabarberwurzel, 1 Spritzer Olivenöl, dem Saft 1 Zitrone und heißem Wasser einen streichfähigen Brei herstellen, 15 Minuten quellen lassen und noch etwas heißes Wasser hinzufügen. Den Brei nach der Haarwäsche mit einem Pinsel oder einem grobzinkigen Kamm strähnenweise auf das Haar auftragen. Mit einer Plastikhaube und einem warmen Handtuch bedecken. Je nach gewünschter Farbintensität bis zu 1 Stunde einwirken lassen. Danach das Haar gründlich waschen.
<u>Wirkung:</u> erzeugt Blondtönung.

Walnuß *Juglans regia*
<u>Pflanzenteil:</u> Blätter, äußere, fleischige Fruchtschalen.
Für braunes Haar.
❀ Spülung
2 Handvoll getrocknete Walnußblätter mit ca. ¼ l kochendem Wasser übergießen und 15 Minuten ziehen lassen, dann filtern. Nach dem Waschen und Spülen in das Haar einmassieren.
❀ Tönung
3 Handvoll frische Walnußschalen fein

Pflege der Haare

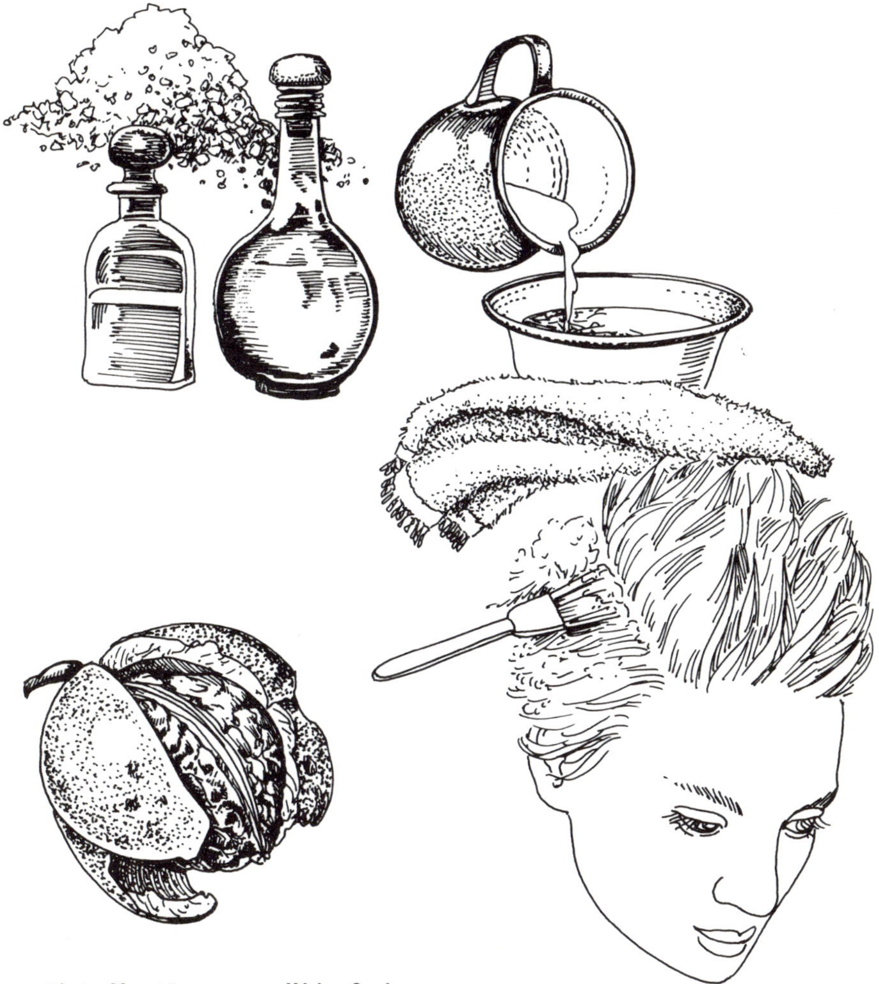

Angerührte Haartönung aus Walnußschalen mit einem Pinsel Strähne für Strähne auf das Haar auftragen und unter einem warmen Tuch einwirken lassen. Die Walnuß verleiht braunem Haar einen intensiven Glanz.

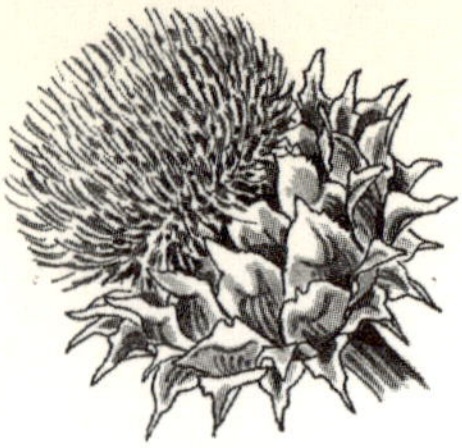

mahlen, je 1 Spritzer Olivenöl und Obstessig zugeben und mit heißem Wasser zu einem streichfähigen Brei verrühren. Diese Masse nach dem Waschen mit einem Pinsel oder einem grobzinkigen Kamm auf das handtuchtrockene Haar strähnenweise auftragen. Unter einer Plastikhaube und einem warmen Handtuch je nach gewünschter Farbintensität 15 bis 30 Minuten einwirken lassen. Danach das Haar gründlich waschen.
Wirkung: erzeugt intensiven, glänzenden Braunton.

Zwiebel *Allium cepa*
Pflanzenteil: Schale.
❀ Tönung
Etwa 50 g Zwiebelschalen mit 1 Tasse kaltem Wasser zum Kochen bringen, 5 Minuten sieden lassen und abfiltern. Mehrmals täglich in die Haare einmassieren. (Für diese Tönung muß man sich also einen Tag Zeit nehmen.)
Wirkung: brauner Haarton, Grau abdeckend.

Pflege des Körpers

Lavendel *Lavandula angustifolia*
Pflanzenteil: Blüten.
❀ Körpertonikum
1 Handvoll getrocknete Lavendelblüten mit 200 ml reinem, 90%igem Alkohol (aus der Apotheke) übergießen und luftdicht verschließen. 2 Wochen stehen lassen, filtern und noch 100 ml destilliertes Wasser zufügen. Den Körper am Morgen mit diesem Tonikum einreiben.
Wirkung: erfrischend.

Rose *Rosa canina*
Pflanzenteil: Blütenblätter.
❀ Körperöl
2 Handvoll Rosenblütenblätter mit Mandelöl bedecken, in einem luftdicht abgeschlossenen Gefäß 4 Wochen ziehen lassen, filtern und die Blütenblätter gut auspressen. In einer dicht schließenden Flasche aufbewahren.
Wirkung: erfrischend bei trockener Haut.

Pfefferminze *Mentha* x *piperita*
Pflanzenteil: Kraut.
❀ Körperöl
1 Handvoll frische Pfefferminze mit ½ l Olivenöl oder Mandelöl in einer luftdicht verschlossenen Flasche 1 Woche ziehen lassen und abfiltern, die Pfefferminze dabei gut auspressen. In einer Flasche aufbewahren.
Wirkung: straffend.

Virginische Zaubernuß
Hamamelis mollis
Pflanzenteil: Blätter.
❀ Körperlotion
15 g Hamamelisblätter in 250 ml Obstessig in einem fest verschlossenen Gefäß 2 Wochen ziehen lassen. Dann filtern und mit 400 ml destilliertem Wasser auffüllen. In einer Flasche aufbewahren. Den Körper mit dieser Lotion einreiben.
Wirkung: erfrischend, anregend.

Hände und Füße

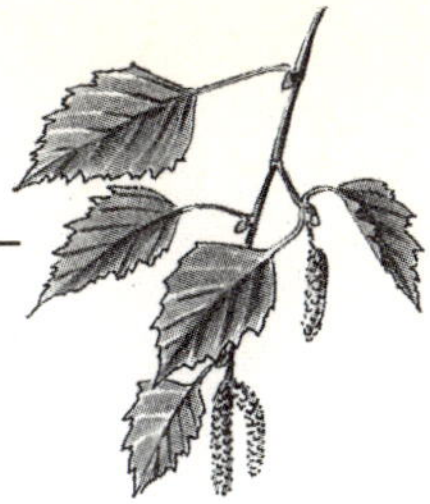

Pflege der Hände und Füße

Pflanzen bei strapazierten, rissigen Händen

Kamille *Matricaria chamomilla*
Pflanzenteil: Blüten.
❀ Handbad
1 Handvoll getrocknete Kamillenblüten mit ¼ l kochendem Wasser übergießen, 10 Minuten ziehen lassen, abfiltern und etwas abkühlen lassen. Die Hände darin baden.
Wirkung: entzündungshemmend, pflegend.

Schafgarbe *Achillea millefolium*
Pflanzenteil: Blätter, Blüten.
❀ Handbad
Menge, Anwendung und Wirkung wie bei Kamille beschrieben.
Vorsicht bei empfindlicher Haut!

Thymian *Thymus vulgaris*
Pflanzenteil: Kraut.
❀ Handbad
1 Handvoll Thymian mit ¼ l kochendem Wasser übergießen, zugedeckt 12 Stunden stehen lassen, filtern. Die Hände in dem Aufguß baden.
Wirkung: zusammenziehend, glättend.

Pflanzen bei feuchten Händen und Füßen

Wirkung: regulierend.

Birke *Betula pendula*
Pflanzenteil: Blätter.
❀ Fußtonikum
1 kleine Handvoll Birkenblätter mit ¼ l heißem Wasser übergießen und 15 Minuten ziehen lassen, abfiltrieren. Die Füße mit diesem Tonikum regelmäßig einreiben.

Liebstöckel *Levisticum officinale*
Pflanzenteil: Kraut.
❀ Fußbad
1 Handvoll Liebstöckel (frisch) mit ½ l heißem Wasser übergießen, nach dem Abkühlen abfiltrieren und dem Fußbad zugeben.

Salbei *Salvia officinalis*
Pflanzenteil: Kraut.
❀ Handbad
1 Handvoll Salbeikraut mit ¼ l kochendem Wasser übergießen, 15 Minuten ziehen lassen, filtern und dem Handbad zugeben.

Pflanzen bei Fußgeruch

Lavendel *Lavandula angustifolia*
Pflanzenteil: Blüten.
❀ Fußbad
1 Handvoll Lavendelblüten mit ¼ l heißem Wasser übergießen, 15 Minuten ziehen lassen, filtern und dem Fußbad zugeben.
Wirkung: geruchsbindend, regulierend.

Rosmarin *Rosmarinus officinalis*
Pflanzenteil: Kraut.
❀ Fußbad
Menge, Anwendung und Wirkung wie bei Lavendel beschrieben.

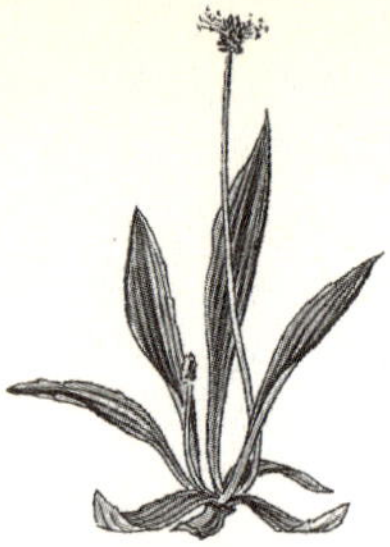

Thymian *Thymus vulgaris*
Pflanzenteil: Kraut.
❀ Fußbad
Menge, Anwendung und Wirkung wie bei Lavendel beschrieben.

Pflanzen für die Mundpflege

Basilikum *Ocimum basilicum*
Pflanzenteil: Kraut.
❀ Mundwasser
1 kleine Handvoll Basilikum (frisch) mit ¼ l heißem Wasser übergießen, 15 Minuten ziehen lassen, filtern. Mehrmals den Mund damit ausspülen.
Wirkung: geruchsbindend.

Pfefferminze *Mentha* x *piperita*
Pflanzenteil: Blätter.
Einige frische Pfefferminzblätter waschen und gut kauen, nicht schlucken, sondern wieder ausspucken.
Wirkung: geruchsbindend, erfrischend.

Was man seinem Körper sonst noch Gutes tun kann

Gesichtsdampfbäder

Dampfbäder haben eine stark reinigende Wirkung. Der warme bis heiße Wasserdampf erweitert die Poren und durchfeuchtet die Haut stärker als eine Gesichtskompresse. Dadurch können die Wirkstoffe aus den Pflanzen besonders gut von der Haut aufgenommen werden. Für ein Gesichtsdampfbad werden Pflanzen mit hohem Gehalt an ätherischen Ölen verwendet. Man übergießt sie mit kochendem Wasser, läßt einige Zeit zugedeckt ziehen und neigt dann das Gesicht über die aufsteigenden Dämpfe. Ein Handtuch kommt über Kopf und Gefäß wie ein kleines Duftzelt.
Folgende Pflanzen kann man verwenden: Holunder, Huflattich, Johanniskraut, Ringelblume, Thymian und Virginische Zaubernuß bei fetter, unreiner Haut. Kamille, Stiefmütterchen und Pfefferminze bei großporiger Haut mit Pickeln. Fenchel bei trockener Haut, Melisse und Rosmarin bei müder, alternder Haut.

Badezusätze

Eine besondere Wohltat für den Körper ist ein warmes Bad in duftenden, belebenden oder entspannenden Badezusätzen, je nach Wunsch. Man stopft die Kräuter in ein Stoffsäckchen, bindet es zu und gibt es in das Badewasser. Oder man knotet es unter dem Zulaufhahn fest und läßt das Wasser sprudelnd darüberlaufen. Bei unreiner Haut verwendet man Birkenblätter, Brombeerblätter, Johanniskraut, Salbei und Schachtelhalm. Schafgarbe und Melisse beruhigen bei müder, alternder Haut, während Rosmarin, Pfefferminze und Lavendel anregend und erfrischend wirken. Und besonders luxuriös ist ein Bad in duftenden Rosenblüten.

Erntezeit

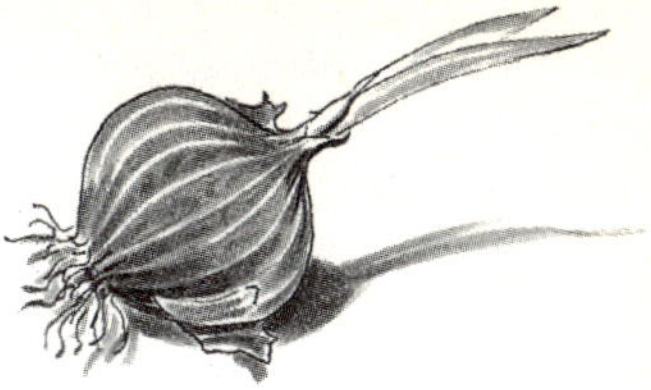

Übersicht über die verwendeten Pflanzenteile und ihre Erntezeit

Pflanzen	Kraut	Blätter	Blüten	Wurzel	Früchte	Samen	sonstige Teile	März	April	Mai	Juni	Juli	Aug.	Sept.	Okt.	Nov.
Alant				● x										▬	▬	▬
Apfelbaum					●								▬	▬	▬	
Arnika			x								▬	▬	▬			
Artischocke	x												▬	▬		
Basilikum	●										▬	▬	▬			
Beinwell				● x				▬	▬	▬						
Birke		(●) x								▬	▬					
Birnbaum					●								▬	▬	▬	
Bohne						● x						▬	▬	▬		
Brennessel		● x							▬	▬	▬	▬	▬	▬		
Brombeere		x								▬	▬	▬				
Brunnenkresse	●	●						▬	▬	▬	▬	▬	▬	▬		
Eibisch				● x										▬	▬	▬
Erdbeere					●						▬	▬	▬			
Fenchel				●								▬	▬	▬	▬	
Gurke					●						▬	▬	▬	▬		
Himbeere		x			●					▬	▬	▬	▬			
Holunder			x						▬	▬	▬	▬	▬	▬		
Hopfen			● x										▬	▬		
Huflattich		● x							▬	▬	▬					
Johanniskraut	● x										▬	▬	▬	▬		
Kamille			x							▬	▬	▬	▬			
Karotte				●							▬	▬	▬	▬	▬	
Kartoffel							●							▬	▬	
Klette				● x									▬	▬	▬	

● frisch
x getrocknet

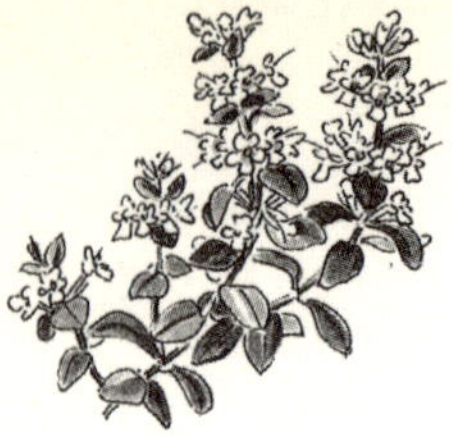

Erntezeit

Pflanzen	Kraut	Blätter	Blüten	Wurzel	Früchte	Samen	sonstige Teile	März	April	Mai	Juni	Juli	Aug.	Sept.	Okt.	Nov.
Kopfsalat		●														
Kornblume			x													
Lavendel			x													
Lein						● x										
Liebstöckel	●															
Löwenzahn		●														
Malve			● x	● x												
Melisse	● x															
Minze	● x	●														
Petersilie	●															
Pfirsichbaum		x			●											
Quecke				●												
Rhabarber				x												
Ringelblume			x													
Rose			● x													
Rosmarin	● x															
Salbei	● x															
Schachtelhalm	● x															
Schafgarbe	●	● x	x													
Spitzwegerich		● x														
Stiefmütterchen		●	●													
Thymian	x															
Walnuß		x			●											
Weißdorn		x	x													
Zaubernuß		x														
Zwiebel							x									

● frisch
x getrocknet

Anhang

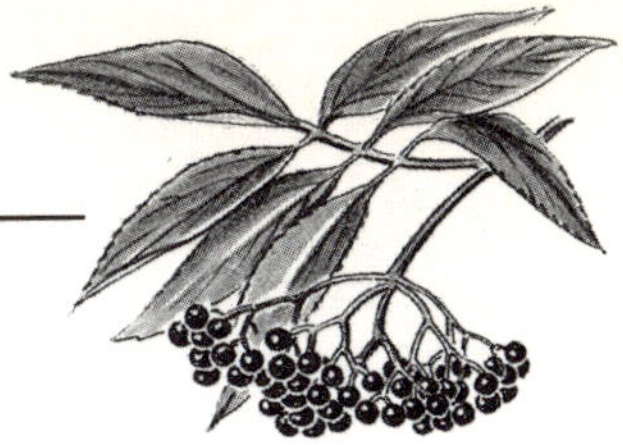

Weiterführende Literatur

FABER, S.: Das Rezeptbuch der Naturkosmetik, Heyne Verlag, München 1974.
FABER, S.: Natürlich schön, Heyne Verlag, München 1978.
FABER, S.: Kräuter-Kosmetik, Wilhelm Goldmann Verlag, München 1979.
HLAVA, B.: Pflanzen für die natürliche Schönheit, Verlag Dausien, Hanau 1983.
HOFMANN, R., KREMER, B. P., ZINKERNAGEL, G.: Der Kosmos-Ideengeber Bauerngärten, Franckh-Kosmos, Stuttgart 1992.
KELLER, E.: Essenzen der Schönheit, Orbis-Verlag, München 1992.
KLUGE, H.: Schönheit durch Naturkosmetik, Wilhelm Goldmann Verlag, München 1980.
KLUGE, H.: Sie können schön sein, Ariston Verlag, Genf 1986.
KREMER, B. P.: Welche Heilpflanze ist das? Franckh-Kosmos, Stuttgart 1987.
KREMER, B. P.: Duft- und Aromapflanzen, Franckh-Kosmos, Stuttgart 1988.
STADTLÄNDER, C.: Schönheit aus Blüten und Früchten, Bastei/Lübbe, Bergisch Gladbach 1977.
STEINBACH, G.: Werkbuch Naturgarten, Franckh-Kosmos, Stuttgart 1992.

Register

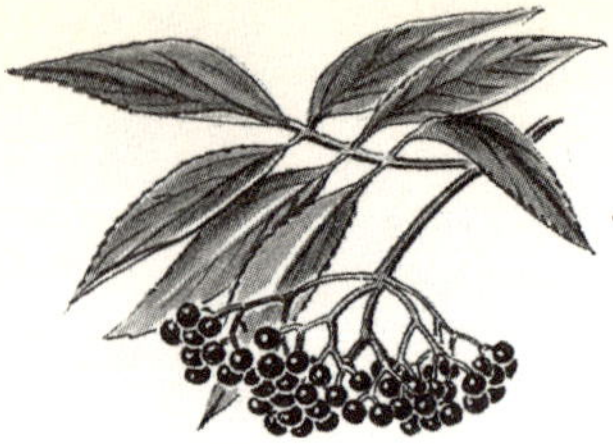

Anhang